VORLESUNGEN ÜBER PHARMAKOLOGIE DER HAUT

VON

PROFESSOR DR. FRIEDRICH LUITHLEN
WIEN

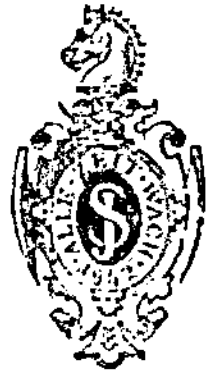

BERLIN

VERLAG VON JULIUS SPRINGER

1921

ISBN-13: 978-3-642-98425-9   e-ISBN-13: 978-3-642-99239-1
DOI: 10.1007/978-3-642-99239-1

MEINEM LEHRER

HANS HORST MEYER

GEWIDMET

Vorwort.

Auf Wunsch mehrerer Kollegen und Hörer habe ich diese Vorlesungen in Druck gebracht. Sie sind zum großen Teile auf den experimentellen Untersuchungen aufgebaut, die ich im pharmakologischen Institute der Universität anstellte und geben die Erfahrungen wieder, die ich in meiner Praxis gewonnen habe.

Wir sind zwar über die Wirkung der äußerlich angewendeten Mittel gut unterrichtet, doch stehen wir in bezug auf das Wesen der Pharmakologie, die Beeinflussung der Lebenserscheinungen der Haut unter verschiedenen Bedingungen, noch ganz im Anfange der Erkenntnis. Meine Ausführungen sind nicht als abgeschlossen zu betrachten; ich hoffe aber immerhin, durch diese zusammenfassende Darstellung die weitere Forschung auf diesem Gebiete anzuregen.

Wien, im Juli 1921. Dr. Luithlen.

Inhaltsverzeichnis.

Über Beziehungen der Haut zum Gesamtorganismus und über die Disposition zu Hautkrankheiten.

Die Pharmakologie als Teil der Biologie soll uns zeigen, in welcher Art und Weise wir die Lebenserscheinungen der Haut unter verschiedenen Bedingungen beeinflussen können. Sie muß auf der Kenntnis der physiologischen und pathologischen Vorgänge des Organes und der Wirkungen der Methoden und Medikamente aufgebaut werden.

Es ist ein viel verbreiteter Irrtum, daß bei der Arzneikunde der Haut hauptsächlich äußerlich anzuwendende Mittel in Betracht kommen. Diese sind fast nur rein symptomatisch zu gebrauchen, um die gerade vorliegenden Erscheinungen zur Abheilung zu bringen, sie sind aber meist nicht imstande, die Prozesse zu beeinflussen, die zur Auslösung der Erkrankung und zum Auftreten der Hautveränderungen führten. Dabei kommt es bei den meisten Dermatosen gerade darauf an, durch unsere Medikation auf die Lebensvorgänge des Organes einzuwirken. Es ist, um ein Beispiel anzuführen, bei einer akuten Dermatitis viel wichtiger, ihre Ursachen zu bekämpfen als nur die Entzündungserscheinungen durch Umschläge u. dgl. zur Rückbildung zu bringen. Gerade so, wie wir selbstverständlich die äußerlichen Schädlichkeiten, die zur Erkrankung führten, abhalten werden, geradeso sollen wir trachten, tiefer liegende Veränderungen, die ätiologisch in Betracht kommen, zu beseitigen. Es ist bei manchen Entzündungen von größerem Vorteile, die inneren Vorgänge zu beeinflussen, die zur Erkrankung führten und die Entzündungsbereitschaft der Haut herabzusetzen, als nur die auf ihr zutage getretenen Folgen der im Organismus sich abspielenden Vorgänge zu beheben. Wir werden bei der internen Behandlung nach zwei Richtungen arbeiten: Bekämpfung der Ursachen der Krankheit, Einwirkung auf die

Lebensvorgänge des Gewebes in der Weise, daß sie für die Heilung der Hautveränderungen günstiger werden.

Wir müssen uns darüber klar sein, daß zwischen dem Gesamtorganismus und seiner oberflächlichen Decke eine rege Wechselbeziehung besteht. Sicherlich ist eine gesunde Haut für den Organismus nötig, da sie nicht nur die Schutzdecke bietet, sondern auch für ihn große Aufgaben in Bezug auf die Atmung und die Wärmeregulierung zu erfüllen hat, die beim Menschen fast ausschließlich durch das Organ geleistet werden muß. Zum Beweise, wie nötig das gesunde Derma für den Gesamtorganismus ist, können die saprophytischen Dermatosen herangezogen werden; nur sie, da wahrscheinlich bei jeder anderen Hauterkrankung Vorgänge im Inneren des Organismus, die vielleicht die Hautveränderungen bedingt haben, neben diesen auch als Ursachen für ein schlechtes Allgemeinbefinden mit in Betracht zu ziehen sind. Wir können aus der menschlichen Pathologie kaum ein unbestreitbares Beispiel aufweisen, wohl aber aus der Veterinärkunde. So führt die Skabies, die Gemsenräude zum Eingehen der Tiere, zum Aussterben ganzer Wildbestände. In der Tat wissen wir, daß die Vorgänge auf und in der Haut einen Einfluß auf den Gesamtorganismus, auf seinen Stoffwechsel usw. ausüben und wir machen davon therapeutischen Gebrauch bei der Hydrotherapie, bei der Lichtbehandlung und seit altersher bei anderen Methoden der Volksmedizin und der Naturheilkunde. Ich glaube, daß der Satz, daß eine gesunde Haut für den Organismus nötig ist, nicht bestritten werden wird. Ich vertrete aber die Ansicht, daß ein gesunder Mensch auch eine gesunde Haut hat, daß eine kranke Haut das Zeichen eines kranken Organismus ist. Auszunehmen sind nur die saprophytischen Dermatosen und auch diese nur in beschränktem Ausmaße, da auch sie von den Lebensvorgängen der Haut und des Gesamtorganismus in Bezug auf Entstehung und Verschwinden abhängig sind.

Die Haut ist der Spiegel für alle Vorgänge, die sich im Organismus abspielen, sowohl der seelischen als auch der körperlichen; jeder Mensch hat die Haut, die dem Zustande seines Körpers entspricht. Jedes Lebensalter hat seine Haut; es bestehen große Unterschiede zwischen der Haut in der Kindheit, in der Pubertät, zur Zeit der Vollentwicklung und im Greisenalter. Wir sehen aber auch eine »junge« Haut bei alten Leuten und umgekehrt bei jugendlichen Individuen einen Zustand, der ihrem Alter vorausgeeilt ist. In der Haut kommt eben die Lebensfähigkeit des Organismus des Menschen zu allgemein deutlich sichtbarem Ausdrucke. Sie verhält sich auch bei schweren Krankheiten ganz verschieden und zwar nicht bloß in den wissenschaftlichen, diagnostischen Reaktionsmethoden, sondern auch in ihren allgemeinen, für den Laien erkennbaren Merkmalen. Wir sehen eine besonders schöne Haut bei Tuberkulosen, wir kennen die eigentümliche Blässe bei der Syphilis vor Ausbruch der Allgemeinerscheinungen, die eigenartig kachektische Haut des Krebskranken u. v. a. Aus der Haut allein kann die Diagnose einer Allgemeinerkrankung gemacht werden, oft in Gemeinschaft mit dem Gesichtsausdrucke, der auch z. B. die schwere Differentialdiagnose zwischen Typhus und Miliartuberkulose unterstützt. Die Abhängigkeit der Haut von inneren Vorgängen gestattet uns Schlüsse auf diese zu ziehen. Die Exantheme, die wir bei Sepsis, Syphilis und Tuberkulose sehen, weisen uns natürlich grob auf die Diagnose; die Form der Hauterscheinungen gibt uns aber auch Aufschluß über den Kräftezustand, den Allgemeinzustand des Organismus: so kommen lichenoide und pustulöse Formen besonders bei kachektischen Personen zustande. Wir müssen uns darüber klar sein, daß unter besonderen Umständen besondere Formen der Hautveränderungen auftreten, daß die Haut je nach ihrem Zustande in verschiedener Weise reagiert, ein Zeichen der Abhängigkeit der Lebensvorgänge des Organes von denen des Gesamtorganismus.

Wir müssen für die Entstehung der Hautkrankheiten eine besondere Disposition annehmen und zwar muß man eine anatomische und eine biologische Disposition unterscheiden.

Die anatomische Disposition beruht auf den anatomischen Verhältnissen der Haut; sie erklärt uns das Auftreten und besondere Eigenarten der Hautkrankheiten in bestimmten Zeiten des Lebens. Nach der Geburt, nach dem Aufenthalte im Mutterleibe, wo der Körper von Flüssigkeit umgeben und in gleicher

Temperatur gehalten ist, also weder einen mechanischen Schutz durch eine oberste Decke noch eine Wärmeregulierung braucht, muß sich die Haut auf die veränderten Lebensbedingungen umstellen. Sie stößt die obersten Lagen ab, trachtet Hornschichte zu bilden und ihre Tätigkeit als Wärmeregulator des Organismus aufzunehmen, wobei es zu weitgehenden Änderungen der Blutzirkulation in ihr kommt. Dies bedingt die physiologische Exfoliation und eine Anzahl von Erkrankungen, die deshalb an das Säuglingsalter gebunden sind. Die Ansiedlung von Staphylokokken und Pilzen führt zu Blasenerkrankungen, zum Pemphigus neonatrum s. contagiosus, zum Herpes tonsurans bullosus, und auch luetische Eruptionen können in dieser Zeit mit Blasenbildung verbunden sein, wie der Pemphigus syphiliticus erweist. Toxische Prozesse, die vermehrten Blutzufluß zur Haut im Gefolge haben, bedingen in dem Organe, das reichlich Hornschichte bildet, ein sehr labiles Gefäßsystem aufweist, und das dadurch auch gegen äußere Schädlichkeiten sehr empfindlich ist, eigenartige Krankheitsbilder, wie die Dermatitis exfoliativa Ritter, die Erythrodermia Leiner. Auch die eigentümlichen Erscheinungen im Verlaufe mancher Hautkrankheiten im weiteren Leben des Kindes beruhen auf den anatomischen Verhältnissen der Haut. Einfache Erytheme, urtikarielle Eruptionen können mit Bläschenbildung verbunden sein, wie z. B. beim Strophulus, ja auch Entzündungen, die mit starker Hyperkeratose einhergehen, wie die Psoriasis zeigen manchmal infolge der Eigenart der jugendlichen Hornschichte und Gefäßversorgung starke exsudative Erscheinungen — Psoriasis vesiculosa. Auch daß Pilze und andere Saprophyten sich leichter auf der kindlichen Haut ansiedeln, die Häufigkeit der Skabies und der Impetigo findet in der anatomischen Beschaffenheit eine Erklärung, da die zarte Hornschichte der Ansiedlung der Krankheitserreger nicht genügend Widerstand leistet.

Eine gleichartige Erscheinung wie im Lebensanfange tritt auch gegen das Lebensende auf; auch das Greisenalter zeigt Erkrankungen, die auf der anatomischen Eigenart des Gewebes in dieser Zeit beruhen. Es kommt zu einem Überwiegen des Epithels über die anderen Bestandteile der Haut, besonders über das vaskularisierte Gewebe, die Zirkulation ist im Gegensatze zur kindlichen Haut stark herabgesetzt, die Haut ist mangelhaft

durchblutet; so können die warzigen Formen mancher Hauterkrankungen, manche Ekzeme und das Hautjucken in der
anatomischen Beschaffenheit des Gewebes eine Erklärung
finden.

Schließlich sei hier bei Besprechung der anatomischen Disposition erwähnt, daß auch manche Rezidive chronischer Hautkrankheiten auf den anatomischen Verhältnissen beruhen, wenn
nach Ablauf der akuten Erscheinungen Veränderungen im Gewebe zurückgeblieben sind, wie z. B. bei manchen Ekzemen.

Die biologische Disposition beruht auf den physiologischen und pathologischen Lebensvorgängen der Haut. Zu
ihrem Verständnisse muß zuerst die Frage beantwortet werden,
inwieweit diese vom Gesamtstoffwechsel des Organismus abhängig sind.

Selbst Hebra, der die Hautkrankheiten von den inneren
Krankheiten abtrennte und dies sehr scharf durchführte, um
die Berechtigung der Dermatologie als selbständige Fachwissenschaft zu beweisen, mußte zugeben, daß in manchen Fällen
eine Disposition für Hautkrankheiten besteht. Es sei das bekannte Beispiel der Wäscherin angeführt, die stets die Schädlichkeiten ihres Berufes ohne Folgen vertrug, bis sie schwanger
wurde: da bekam sie durch Seife und Lauge Ekzem. Ist dies
anders aufzufassen, als daß die Haut unter veränderten Lebensbedingungen auf Reize, die sie sonst nicht schädigten, mit Entzündung antwortete, ist nicht diese alte Beobachtung bereits
ein deutlicher Hinweis auf die Abhängigkeit der Hautreaktion
von den Vorgängen der inneren Sekretion?

Die Beziehungen zwischen Haut und Allgemeinorganismus
wurden seit Bestehen der Dermatologie immer wieder auf Grund
klinischer Beobachtungen erörtert, es wurde aber niemals ein
strikter wissenschaftlicher Beweis für die Abhängigkeit der
Lebensvorgänge der Haut vom Allgemeinstoffwechsel erbracht.

Im Jahre 1910 versuchte ich die Ekzemfrage im Tierexperimente zu lösen. Ich betrachte das Ekzem als eine Hautentzündung bei besonders disponiertem Individuum; ich finde, daß
alle Eigentümlichkeiten der Erkrankung erklärt werden, wenn
man eine besondere Reizbarkeit der Haut annimmt, infolge
derer die Schädlichkeiten, die sonst wirkungslos bleiben, Entzündung bedingen. Ich versuchte den Nachweis zu führen, daß

die biologischen Vorgänge der Haut von den Verhältnissen des Stoffwechsels abhängig sind.

Die Tierexperimente ergaben[1]), daß die Reaktion der Haut gegen äußere entzündungserregende Reize durch Vergiftungen und Ernährung zu beeinflussen ist. Gibt man einem Tiere einige Zeit intern Salzsäure, ruft man eine Säurevergiftung hervor, so reagiert die Haut auf Reize, die sie früher ohne Schaden vertrug, mit Rötung, Schwellung und Bläschenbildung. Füttert man ein Tier (Kaninchen) mit »saurem« Futter, Hafer, so kommt es ebenfalls zu einer Steigerung der Entzündungsbereitschaft der Haut.

Führt man einem Tiere Kalziumchlorid zu, so wird die Haut gegen die äußerlichen Reize unempfindlicher, in gleicher Weise, wie dies Chiari und Januschke für die Bindehaut des Auges nachgewiesen haben. Grünfutterernährung des Kaninchens bedingt eine Herabsetzung der Reaktion der Haut.

Nach Feststellung dieser Abhängigkeit der Entzündungsbereitschaft der Haut von der Ernährung und von Giftzufuhr, wurde der Mineralstoffwechsel der Tiere unter diesen Bedingungen untersucht. Es ergab sich, daß das Wesentliche in einer Verschiebung der einzelnen Basen, in einer Störung des Basenäquivalentgleichgewichtes zu sehen ist, analog den grundlegenden Beobachtungen von Jacques Loeb. Um den exakten Nachweis zu erbringen, daß die experimentell erhobenen Änderungen der Hauttätigkeit mit den Änderungen des allgemeinen Stoffwechsels in Verbindung stehen, stellte ich chemische Untersuchungen an der Haut der Versuchstiere bei verschiedener Ernährung und bei Vergiftungen an. Ich fand dabei, daß die chemische Zusammensetzung der Haut mit den Verschiebungen des allgemeinen Stoffwechsels Hand in Hand geht, daß sie vom allgemeinen Stoffwechsel abhängig ist.

Die Tierexperimente zeigten, daß die Entzündungsbereitschaft der Haut durch Ernährung und Vergiftungen zu beeinflussen ist, die chemischen Untersuchungen ergaben, daß bei den Veränderungen des Allgemeinorganismus sich gleichartige chemische Prozesse in der Haut abspielen: die Reaktion der Haut ist also von den Vorgängen im Innern des Körpers abhängig und sie

---

[1]) F. Luithlen, Wiener klin. Wochenschr. 1911, Nr. 20.

ändert sich entsprechend der chemischen Zusammensetzung des
Gewebes; mit anderen Worten: die Entzündungsbereitschaft der
Haut beruht auf ihrem Chemismus, der durch den Allgemeinstoffwechsel bedingt wird. Die Befunde gaben die Erklärung
für die Disposition zu Hautkrankheiten, für das häufige Auftreten dieser bei Stoffwechselerkrankungen, sie zeigen die Abhängigkeit der Lebensverhältnisse der Haut von der Ernährung
und geben uns die Berechtigung, durch Diät und Medikation
auf diese einzuwirken. Denn wir können auf Grund meiner
Mineralstoffwechselanalysen verstehen, warum wir bei harnsaurer
Diathese, Gicht, Diabetes Ekzem und Furunkulose auftreten sehen.
Durch die Säurevergiftung wird die Entzündungsbereitschaft der
Haut erhöht, sie selbst als Nährboden in einer Art verändert,
daß Mikroorganismen, die unter normalen Verhältnissen harm-
lose Saprophyten bleiben, pathogene Wirkungen entfalten können.
Wir begreifen, daß durch Störungen der Verdauung, durch Fehler
in der Ernährung, wie auch durch Überernährung, besonders
bei Kindern, Hautkrankheiten bedingt sein können, wir verstehen, daß z. B. eiweißreiche Kost die Entzündungsbereitschaft
der Haut erhöht, wir sehen ein, daß der alte Volksglaube,
scharfe, saure, gewürzte Speisen usw. führen zu Flechten und
Hautblüten, einer wissenschaftlichen Grundlage nicht entbehrt.
Wir erhalten diese auch für manche unwissenschaftliche, aber
durch lange Erfahrung gestützte Behandlung der Naturheilkunde,
für die vegetarische Diät, reine Pflanzenkost, die Semmelkuren,
Milch- und Molkenkuren u. dgl. m.; auch die Trinkkuren mit
Mineralwässern, bei denen eigentlich sehr geringe Mengen wirksamer Bestandteile zugeführt werden, finden in den Verhältnissen des Mineralstoffwechsels eine befriedigende Erklärung, da
es sich nur darum handelt, kleine Verschiebungen im Haus-
halte des Organismus hervorzurufen, bzw. scheinbar kleine
Störungen im Gleichgewichte der einzelnen Basen zueinander
auszugleichen, die aber zu weitgehenden Folgen führten.

Diese Befunde bieten auch einen Hinweis, daß es in der
Natur gar nicht darauf ankommt, durch starke Eingriffe große
Umwälzungen hervorzurufen, sondern daß ganz geringe Mengen
scheinbar wenig wirksamer Medikamente genügen können, um
große Störungen zu beheben, da diese oft nur auf Verschiebungen
des Gleichgewichtes, der Beziehungen einzelner Stoffe zueinander

beruhen. Das, was durch meine chemischen Untersuchungen für den Mineralstoffwechsel erwiesen wurde, gilt wahrscheinlich auch für andere Verhältnisse, so daß manche Erfolge der Naturheilkunde unserem Verständnisse nähergerückt werden. — Meine chemischen Untersuchungen erklärten zwar die Abhängigkeit der Hautreaktion vom Stoffwechsel, sie gaben aber keinen Hinweis auf die Abhängigkeit der Haut von den Verhältnissen der inneren Sekretion, die wir auf Grund klinischer Erfahrungen annehmen müssen. Teilweise wurde dies durch andere Tierversuche erreicht; einen Übergang in dieser Frage bilden die Beobachtungen bei Pankreasexstirpation. Nach dieser tritt am Tiere eine Änderung der Hautreaktion in der Art ein, daß nicht nur die Entzündungsbereitschaft gesteigert wird, sondern auch die Lebensverhältnisse der Haut geändert werden, wodurch dann Mikroorganismen (Staphylokokken, Hefepilze) viel schwerere Dermatitiden hervorrufen als unter normalen Verhältnissen. Es ist dies nicht als Allergie zu betrachten, wie man ursprünglich annahm (Bloch), da die Erscheinung nur dann zutage tritt, wenn es zur Zuckerausscheidung und zur Säurevergiftung kommt; diese bewirkt die Steigerung der Exsudation und führt dazu, daß die Lebensverhältnisse für Keime auf der Haut besonders günstige werden.

Wesentlich anders liegen die Bedingungen nach Exstirpation der Thyreoidea. Nach diesem Eingriffe beobachtete ich, daß Entzündungen, die unter normalen Verhältnissen restlos abheilen, zu Narbenbildungen führen; Eppinger stellte fest, daß unter gleichen Bedingungen eine langsamere Aufsaugung künstlich gesetzter Exsudate in der Haut stattfindet, ein Vorgang, der durch Thyreoideazufuhr wieder zu beheben ist. So erhalten die klinischen Beobachtungen durch die experimentellen Ergebnisse eine exakte Grundlage.

Durch diese Befunde sind wir zu der Annahme berechtigt, daß die Lebensvorgänge der Haut von den Vorgängen im Innern des Körpers abhängig sind. Die biologische Disposition ist also auf den Zustand des Allgemeinorganismus zurückzuführen. Weiterhin zeigen die Experimente, daß wir durch Ernährung und Vergiftungen die Tätigkeit der Haut beeinflussen können; sie erweisen also die Berechtigung, ja die Notwendigkeit der Allgemeinbehandlung der Hautkrankheiten.

Wir müssen uns bei der Bekämpfung der Dermatosen mit der anatomischen Disposition abfinden; sie gibt uns lediglich die Erklärung für Art, Form und Verlauf mancher Veränderungen, wir müssen unsere Medikation aber nach ihr richten. Dagegen werden wir trachten, die biologische Disposition mit den uns zu Gebote stehenden Mitteln zu beeinflussen. Es muß bei der Pharmakologie der Hautkrankheiten unser Bestreben sein, die inneren Ursachen der Erkrankung zu beheben und die Lebensvorgänge des Organes in der Art zu ändern, daß für die Heilung besonders günstige Bedingungen geschaffen werden.

Allgemeinbehandlung.

Die Allgemeinbehandlung hat ein doppeltes Ziel vor Augen: sie soll die biologische Disposition der Haut beeinflussen und auf die Krankheitserscheinungen des Organes im Sinne einer beschleunigten Abheilung einwirken. Da die Lebenserscheinungen der Haut von verschiedenen Vorgängen des Gesamtorganismus abhängig sind, können wir dies auf mehreren Wegen erreichen: durch Ernährung, durch Medikamente, durch einige Eingriffe, die ich als Kolloidtherapie zusammenfasse und schließlich durch Organtherapie.

Die Ernährungstherapie.

Es ist eine alte Überlieferung, daß die Lebensvorgänge der Haut durch die Ernährung zu beeinflussen sind. Die Volksmedizin und die Naturheilkunde haben hiervon seit jeher weitgehenden Gebrauch gemacht, während die wissenschaftliche Medizin sich der Diättherapie bei Hautkrankheiten gegenüber lange Zeit ablehnend verhalten hat. Zum Teile beruhte dies darauf, daß der Begründer der Dermatologie, Hebra, die Unabhängigkeit der Hautveränderungen von den Vorgängen im Innern des Organismus sehr stark betonte. Anerkannt war seit langem, daß einige Hautkrankheiten mit den Magen- und Darmerkrankungen in ursächlichem Zusammenhange stehen, sowie daß manche Formen nach Genuß von besonderen Speisen auftreten. Meine Versuche[1] über die Entzündungsbereitschaft der Haut bei verschiedener Ernährung und bei Vergiftungen ergaben, daß durch diese die Reaktion der Haut gegen äußere, entzündungserregende Reize zu beeinflussen ist. Die chemischen Untersuchungen des Stoffwechsels und des Hautgewebes erwiesen,

---

[1] F. Luithlen, Wiener klin. Wochenschr. 1911, Nr. 20; Arch. f. exp. Path. u. Pharmak. Bd. 68 u. 69, 1912; Wiener klin. Wochenschr. 1912, Nr. 18.

daß die Eingriffe, die zur Veränderung der Hautreaktion führten, gleiche Vorgänge im Allgemeinstoffwechsel und in der chemischen Konstitution der Haut hervorriefen. Sie zeigten, daß Lebensäußerungen des Hautorganes auf dessen chemische Zusammensetzung zurückzuführen sind. Es wurde also bewiesen, daß wir imstande sind durch Ernährung und durch Vergiftungen, also durch Zufuhr von Medikamenten, die chemische Zusammensetzung und damit ihre Tätigkeit zu ändern. Damit war nicht nur die Berechtigung, sondern sogar die Notwendigkeit einer Diättherapie der Hautkrankheiten festgestellt. Die chemischen Untersuchungen erstreckten sich bisher nur auf den Mineralstoffwechsel, sie sind daher nur von grundlegender Bedeutung und es muß auf ihnen erst eine physiologische Chemie der Haut aufgebaut werden; immerhin ist es aber sehr wahrscheinlich, daß alle chemischen Prozesse der Haut die biologischen Vorgänge beeinflussen.

Die Ernährung ist in doppelter Richtung als Behandlung anzuwenden, als ursächliche bei jenen Krankheiten, die auf Veränderungen des Stoffwechsels beruhen und als unterstützende in allen jenen Fällen, in denen wir auf die chemische Zusammensetzung der Haut und damit auf ihre Reaktion Einfluß nehmen wollen.

Als ätiologische Therapie kommt sie in Betracht bei Magen- und Darmkrankheiten, bei harnsaurer Diathese, Gicht, Säurevergiftungen und anderen Stoffwechselerkrankungen und den auf ihnen beruhenden Hautkrankheiten; darauf soll nicht näher eingegangen werden. Unsere klinischen Beobachtungen weisen aber auch in eine andere Richtung. Wir haben in den Zeiten schlechter Ernährung allzureichlich die Erfahrung gemacht, daß infolge dieser Jucken der Haut, Erytheme und Ekzeme auftraten; ebenso können wir das gehäufte Vorkommen von Furunkulose nicht nur mit Mangel an Reinlichkeit oder einer gesteigerten Virulenz der Eitererreger erklären, wenn diese auch bei vielen Fällen als Ursachen in Betracht kommen mögen. Wir sehen uns vielmehr durch unsere Kranken und die Erfolge der Diättherapie zu der Annahme gezwungen, daß infolge der schlechten Nahrung, insbesondere des Brotes, die Zirkulation in der Haut gestört, ihre Empfindlichkeit erhöht wurde und daß sie ihrer veränderten Lebenstätigkeit wegen weniger widerstandsfähig gegen Infektionen mit Mikroorganismen wurde, die dann auf ihr besonders günstige Bedingungen zur Entwicklung fanden.

Die Wichtigkeit der Ernährung wird uns auch vor Augen geführt durch die Beobachtungen bei Pellagra und das Auftreten von »pellagroiden« Erkrankungen in der Zeit, in der die Bevölkerung schlechtes Brot als Nahrung bekam; weiterhin durch die sogenannten »Lichtkrankheiten«, bei denen nach den Untersuchungen von Tappeiner, Hausmann u. a. durch unzweckmäßige Ernährung sich »sensibilisierende« Stoffe im Organismus bilden, infolge derer das Licht schon in mäßigem Grade als Krankheitserreger auf die Haut wirken kann. Schließlich sei der wichtigen Rolle gedacht, die die Vitamine bei unserer Ernährung spielen, da bei Fehlen einer ihrer Gruppen die Blutgefäße durchlässiger werden und es zu Blutungen kommt. —

Daraus ergibt sich, daß die Ernährung auch eine Krankheitsursache sein kann und wir müssen ihr daher eine erhöhte Aufmerksamkeit widmen.

Es wurde früher erwähnt, daß die Diät nicht nur als ätiologische Therapie bei verschiedenen Erkrankungen in Betracht kommt, sondern auch dazu benützt werden kann, die Lebensvorgänge der Haut im Sinne einer Heilung zu beeinflussen. Die Änderung der Reaktion des Gewebes bei verschiedener Ernährung und bei Vergiftungen beruht, wie meine Versuche gezeigt haben, im wesentlichen auf Verschiebungen des Mineralstoffwechsels, des Verhältnisses der einzelnen Kationen zu einander. Als praktische Folgerung hat sich aus diesen Untersuchungen ergeben, daß durch reichliche Zufuhr von Gemüsemineralstoffen die Empfindlichkeit der Haut gegen äußere Reize herabgesetzt wird[1]. Eine solche Diät muß aus praktisch kochsalzfreien Speisen bestehen, da sonst dem therapeutischen Einflusse der Pflanzensalze entgegengearbeitet wird, also nur außer Vegetabilien aus ausgekochtem Rindfleische bei vollständiger

---

[1] Es kommen nur jene Gemüse in Betracht, die nicht kalkentziehend wirken oder überhaupt viel Oxalsäure enthalten.

Enthaltung von Kochsalzzusatz. Dabei ist bei der Bereitung der Gemüse darauf Rücksicht zu nehmen, daß ihr Salzgehalt erhalten bleibt. In dieser Art können wir oft die Entzündungsbereitschaft der Haut herabsetzen. —

Auch bei manchen chronischen Erkrankungen erreicht man durch Regelung der Ernährung Erfolge; so wird gute Einwirkung berichtet von eiweißarmer Kost bei hartnäckiger Urtikaria (Salomon) und auch bei Psoriasis scheint stickstoffarme Nahrung oft günstig einzuwirken (Schamberg, Raizies, Ringer, Kolmer). Es wird uns durch weitere Forschungen vielleicht auch gelingen, die Zusammensetzung der Haut durch zweckmäßige Nahrungszufuhr zu beeinflussen, in der Art, daß wir dadurch z. B. die Bildung von Hornsubstanz oder von Stützgewebe in der Haut fördern können. In dieser Richtung weisen die Erfahrungen, daß die reichliche Gabe von leimgebenden Substanzen die Hornbildung anregt, wie auch der gute Erfolg, den Zuntz[1]) durch Fütterung mit Hornsubstanz, dem »Humagsolan« erreichte. Vielleicht sind hier auch meine Beobachtungen heranzuziehen, daß der Genuß einer Abkochung von Zinnkraut (Equisetum arvense), in dem reichlich Kieselsäure enthalten ist, in manchen Fällen gute Erfolge zeitigt. Ich habe dies in mehreren Fällen von Lichen ruber gesehen, in denen ich zu diesem Volksmittel griff, da Arsen in keiner Form vertragen wurde. Es wird der Mühe wert sein, weitere Forschungen darüber anzustellen, in welcher Art und Weise wir die Zusammensetzung der Haut beeinflussen und dadurch therapeutisch eingreifen können.

----

[1]) Zuntz, Deutsche med. Wochenschr. 1920, Nr. 6.

Die medikamentöse Allgemeinbehandlung.

Bei Besprechung der Ernährungstherapie wurde erörtert, daß wir durch vegetabilische Kost, im wesentlichen also durch reichliche Zufuhr von Gemüsemineralstoffen die Empfindlichkeit der Haut gegen äußere, entzündungserregende Reize herabsetzen können. Diese Wirkung wird zum Teile auf die Zufuhr eines der Mineralstoffe, auf den Kalk zurückgeführt[1]). Die von Wright[2]) 1896 empfohlene Kalziumtherapie, die durch sie erreichten klinischen Erfolge erhielten durch experimentelle Untersuchungen von Chiari und Januschke[3]) eine wissenschaftliche Grundlage. Sie fanden, daß nach Kalkanreicherung die Konjunktiva des Kaninchens auf Senföleinträufelung nicht wie sonst mit starker Hyperämie und Chemosis reagiert, daß die Pleura- und Perikardergüsse, die bei manchen Vergiftungen auftreten, ausbleiben; ich konnte feststellen, daß die Reaktion der Haut am Versuchs· tiere durch Kalkzufuhr wesentlich herabgesetzt wird. Wir erreichen durch sie eine Erhöhung der Gerinnbarkeit des Blutes und eine Herabsetzung der Gefäßdurchlässigkeit, eine Abdichtung ihrer Wände, die wahrscheinlich auf eine Änderung der Kolloide ihrer Endothelien zu beziehen ist. Die Verhältnisse liegen aber sicher nicht so einfach wie es auf den ersten Blick scheint, denn Kalk führt auch zu einer Herabsetzung der Erregbarkeit der Nerven, worauf ich noch bei Besprechung der Schmerzstillung als Therapie zurückkommen werde. Die Kalziumtherapie ist angezeigt bei allen exsudativen, vorzugsweise akuten Prozessen; bei chronischen Entzündungen, bei denen Gewebsneubildung und Gefäßveränderungen bestehen, ist keine Wirkung zu erwarten. Die akute exsudative Dermatitis, das Erythem, die Urtikaria werden durch Kalkbehandlung ebenso günstig be-

---

[1]) Luithlen, Wiener klin. Wochenschr. 1911, Nr. 20.
[2]) A. E. Wright, Lancet 1896 I, S. 153; 1905 II, S. 1096.
[3]) Chiari und Januschke, Arch. f. exp. Path. u. Pharmak. 1911, Bd. 65, S. 120.

einflußt, wie wir dies bei den Katarrhen der Schleimhäute
(Rhinitis, Jodschnupfen, Asthma u. a.) beobachten.

Nicht so gut wie bei Exsudation aus den Gefäßen wirkt
Kalk bei Hämorrhagien. Manche Blutungen sind durch die Erhöhung der Gerinnbarkeit des Blutes, die im Gefolge der Kalktherapie auftritt, zu beeinflussen; in manchen Fällen versagt
die Behandlung vollständig. Tierexperimente haben mir ergeben, daß bei Vergiftungen, die mit reichlichen Blutungen einhergehen (z. B. mit Habuschlangengift), Kalkanreicherung die
Blutungen nicht verhindert; führt man dagegen dem Tiere vor
der Einverleibung des Giftes reichlich Säure zu, so bleiben bei
der Vergiftung die Hämorrhagien aus, wenn auch der Tod der
Tiere nicht aufgehalten werden kann. In diesen Fällen erhält
man den Eindruck, daß bei erhöhter Durchlässigkeit der Ge-
fäßwand für Flüssigkeit der Durchtritt der korpuskulären Elemente erschwert wird. Dies bestätigt experimentell die Erfahrung der Volksmedizin, daß Säurezufuhr bei hämorrhagischer
Diathese gut wirkt. Auch bei einzelnen exsudativen Prozessen
ist Kalk nicht angezeigt, so bei manchen Fällen von Urtikaria
und bei der sogenannten Neurodermitis, die auf Anazidität, auf
Fehlen der Salzsäure zurückzuführen sind.

Kalk wird am besten innerlich gegeben, bis 2 g Kalziumchlorid
in 100 ccm Wasser oder Kalziumlaktat kaffeelöffelweise (3,0 g pro
dosi, 10 g pro die). Bei subkutaner Injektion (1—2%ige Lösung)
tritt leicht Schorfbildung ein; intravenös verwendet man eine
10%ige Chlorkalziumlösung oder das Afenil, das Harnstoffchlor-
kalzium, die noch den Vorteil der hypertonischen Lösung bieten.
Die oft bei Kalktherapie eintretende Verstopfung ist durch die
Einflußnahme auf das vegetative Nervensystem bedingt. Ähnlich
wie Kalk wirkt das Atophan, die Phenylchinolinkarbonsäure auf
die Haut, indem es auch zu einer Herabsetzung der Exsudation
führt und auch eine Wirkung auf das Nervensystem entfaltet
(Wiechowski)[1]. Die Chinolinkarbonsäuren bewirken eine starke
Steigerung der Harnsäureausscheidung (Nicolaier und Dohrn)[2],
so daß sie mit Erfolg bei Gichtkranken eingeführt wurden

---

[1] Starkenstein und Wiechowski, Münchner med. Wochenschr.
1913, Nr. 2; Prager med. Wochenschr. 1913.

[2] Nicolaier und Dohrn, Deutsches Arch. f. klin. Med. 1908, Bd. 93,
S. 331.

(Weintraud[1]) u. a.). Wir verwenden das Atophan und seine Derivate, besonders das geschmacklose Novatophan in Gaben von 0,5—1,0 3—4 mal am Tage bei Gichtikern, um die Harnsäure aus den Geweben herauszuschwemmen; dabei ist reichlich Flüssigkeit zuzuführen, da sonst der Harn zu konzentriert wird und Urate sich in der Niere und in der Blase ablagern. Außerdem ist darauf zu achten, daß in manchen Fällen eine schlechte Einwirkung auf das Herz eintritt. Außer als ätiologische Therapie gibt man Atophan mit Erfolg bei den verschiedensten Hautentzündungen[2]) mit gleicher Indikation wie Kalk, um die Durchlässigkeit der Gefäße herabzusetzen. Bei den Ekzemen der Gichtkranken habe ich die Beobachtung gemacht, daß im Gefolge der auf das Mittel hin eintretenden starken Harnsäureausscheidung Herpeseruptionen am Genitale und vorübergehende Verschlechterungen der entzündlichen Hauterscheinungen auftreten. Diese Vorgänge sind als Reizzustände durch die sich ausscheidende Harnsäure aufzufassen und auf gleiche Stufe mit den Verschlechterungen der gichtischen Hauterkrankungen zu stellen, die man bei energischen Kuren mit Karlsbader Mineralwasser beobachtet.

Die Wirkung des Atophans wird aber weder durch die Vermehrung der Harnsäureausscheidung noch durch die Einwirkung auf die Gefäße voll erklärt, da dieses Präparat ebenso wie der Kalk einen Einfluß auf das Nervensystem hat.

Der eigenartigen Wirkung analgetischer Mittel auf die Entzündungsvorgänge soll eine besondere Besprechung gewidmet sein.

Die Schmerzstillung wird erst seit einigen Jahren als Heilmittel richtig eingeschätzt. Spieß[3]) hat im Jahre 1906 auf Grund seiner Beobachtungen bei Operationen in der Nase und im Halse darauf aufmerksam gemacht, daß die Heilung durch Behebung der Schmerzempfindung günstig beeinflußt wird. Im Tierexperimente hat A. Ninian Bruce[4]) gezeigt, daß die am Kaninchenauge nach Einträufelung von Senföl regelmäßig auftre-

---

[1]) Weintraud, Therapie der Gegenwart 1911, S. 97.
[2]) Luithlen, Wiener med. Wochenschr. 1914.
[3]) Spieß, Münchner med. Wochenschr. 1906, Nr. 8.
[4]) A. Ninian Bruce, Arch. f. exp. Path. u. Pharm. 1910, Bd. 63.

tende Chemosis ausbleibt, wenn die sensiblen Nervenendigungen
des Trigeminus entweder infolge Nervendegeneration nach Durch-
schneidung des Nerven oder medikamentös durch Alypinein-
träufelung ausgeschaltet werden. Nach seinen Untersuchungen
wird die Entzündung durch eine Erregung des Entzündungsreflexbogens, der sich aus den sensiblen Nervenendigungen, aus
der sensiblen Leitungsfaser und dem zugehörigen Blutgefäße zu-
sammensetzt, an einem oder mehreren dieser Abschnitte ausgelöst. Daher kann sinngemäß die Unterbrechung des Ent-
zündungsapparates an einem dieser Teile das Auftreten einer
Entzündung abschwächen oder verhindern und eine bereits be-
stehende günstig beeinflussen. Nach den experimentellen Befunden können wir dies erreichen durch Einwirkung auf die
sensiblen Nervenendigungen der erkrankten Partie, also durch
Anwendung schmerzstillender Mittel auf der Haut, durch Beeinflussung der Leitung, die Herabsetzung der Erregbarkeit des
Entzündungsreflexbogens und durch zentralanalgetische Mittel,
also schließlich durch alle intern gereichten Medikamente, die
beruhigend auf das Nervensystem wirken. Januschke[1] hat
im Tierversuche und am Menschen zuerst nachgewiesen, daß
sowohl die Narkose als auch alle schmerzstillend wirkenden Mittel
hemmend auf die Entzündung einwirken; seine Beobachtungen
werden auch durch die Untersuchungen von David J. Macht,
N. B. Hermann und Charles S. Levy gestützt, die in Selbst-
versuchen fanden, daß die Injektion der Opiumalkaloide die
Empfindlichkeit der Haut gegen den faradischen Strom herabsetzt.

Wir müssen uns darüber klar sein, daß alle schmerzstillend
wirkenden Methoden und Medikamente, sei es, daß wir sie am
Orte der Entzündung, also lokal auf der Haut anwenden, sei
es, daß wir durch ihre Zufuhr zentralanalgetisch einwirken oder
die Erregbarkeit der Nerven herabsetzen, die Entzündungsvorgänge im Organismus günstig beeinflussen[2]. Erst durch diese
Auffassung wird uns die Wirkung mancher Behandlungsart im
richtigen Lichte erscheinen.

---

[1] Januschke, Wiener klin. Wochenschr. 1913, Nr. 22.
[2] Luithlen, Die Schmerzstillung als Behandlung der Hautentzündungen. Wiener klin. Wochenschr. 1918, Nr. 2.

Es wurde bereits erwähnt, daß ein Teil der Wirkung bei Kalk und Atophan auf die Schmerzstillung zurückgeführt werden muß. Diese Komponente kommt aber noch bei manchen anderen Mitteln in Betracht, so beim Chinin und seinen Derivaten, bei den Mitteln der Antipyringruppe (Antipyrin, Migränin, Salipyrin, Pyramidon u. a.) sowie bei den Salizylsäurepräparaten. So sind die klinischen Beobachtungen verständlich, daß man selbst bei infektiösen Hautentzündungen, wie z. B. bei Erysipel durch Pyramidon (Januschke), durch Chinin (Perutz), überhaupt durch Schmerzstillung vom Blutstrome aus (eigene Beobachtungen), gute Heilwirkung sieht.

Chinin wirkt nicht nur zentralanalgetisch, sondern entfaltet auch lokalanästhesierende, kokainartige Wirkung auf die Nervenendigungen (Schepelmann)[1]. Wichtiger aber noch als die schmerzstillende Eigenschaft des Chinins ist seine Fähigkeit, die Leukozyten zu betäuben und damit, wie experimentell festgestellt wurde (Binz), ihre Auswanderung aus den Blutgefäßen zu erschweren. Dadurch beeinflußt es Entzündungen günstig und kann das Auftreten von Eiterungen verhindern. Es ist eine alte Erfahrung, daß durch Chinin die Katarrhe der Schleimhäute gebessert werden; was für diese gilt, kann auch für die Haut angenommen werden. Außerdem muß man dem Chinin eine Einwirkung nicht nur auf das Herz, sondern auch auf die peripheren Gefäße zuerkennen. Latzel[2] beobachtete bei Raynaudschem Symptomenkomplexe und bei arteriosklerotischen Angiospasmen durch kleine Gaben von Chinin (0,5 in 10%iger Lösung intravenös oder 3 mal täglich 0,25 intern) wesentliche Besserung; auch ich habe bei Erfrierungen und bei lokaler Asphyxie gute Erfolge gesehen. Dabei muß man freilich auch in Betracht ziehen, daß Chinin alle Lebensvorgänge der Zellen verlangsamt, also sparend im Körperhaushalte wirkt, wie es ja auch die Eiweißzersetzung hemmt. Es kann dadurch eine Besserung des allgemeinen Ernährungszustandes geschwächter Individuen bedingen, beziehungsweise bei konsumptiven Krankheiten den Gewebszerfall einschränken; hierauf beruht die seit altersher geübte Anwendung als Tonikum oder Roborans. Schließlich ist

---

[1] Schepelmann, Therapie der Gegenwart 1911, S. 545.
[2] R. Latzel, Wiener klin. Wochenschr. 1921, Nr. 3.

Chinin für manche Bakterien ein spezifisches Gift. Diese Eigenschaften des Mittels und seine Einwirkung auf die Wärmeregulation des Organismus erklären die vielfache Anwendung. Man gibt Chinin bei allen akuten Entzündungen, besonders den infektiösen, wobei sicherlich auch die schmerzstillende Wirkung außer den antibakteriellen Eigenschaften in Betracht zu ziehen ist. Auf Grund der letzteren wurde die Anwendung bei Syphilis versucht, die neuerdings wieder von Nothhafft aufgegriffen wurde; ebenso auch bei Pemphigus, bei dem es zuerst intern von Mosler (1890) gegeben, in den letzten Jahren von Leszczynski als intravenöse Injektion empfohlen wurde (0,3—1,0 Chinin. muriaticum in 200—250 ccm 0,85%iger NaCllösung). Bei beiden Krankheiten kommt wahrscheinlich mehr als eine ätiotrope Therapie der sparende, schonende Einfluß auf den Eiweißstoffwechsel des Kranken für den Erfolg in Betracht. Die durch Erfahrung bestätigte günstige Wirkung auf den Lupus erythematodes (Holländersche Therapie, Chinin innerlich oder intravenös [S. Reines][1]) Bepinselung des Herdes mit verdünnter Jodtinktur) kann auf eine Einwirkung auf die Gefäße zurückgeführt werden oder eine Erklärung darin finden, daß Chinin eine Hemmung der Zelltätigkeit bewirkt, wodurch der Übergang der Entzündung in Atrophie verhindert werden könnte. Ich habe die Erfahrung gemacht, daß man bei den verschiedensten chronischen Erkrankungen von den »roborierenden« und »tonisierenden« Eigenschaften des Medikamentes mit gutem Erfolge Gebrauch machen kann.

Ähnlich wie Chinin wirkt das Optochin, das Äthylhydrokuprein, ein Chininderivat, das zuerst von Morgenroth und Levy[2] bei Pneumokokkeninfektionen empfohlen, auch bei Pemphigus mit Erfolg angewendet wurde. Die mit der Behandlung verbundene Gefahr der Amaurose hat die Verbreitung der Anwendung bei Hautkrankheiten wesentlich eingeschränkt, obwohl das Präparat sicherlich gut antibakteriell wirkt und auch narkotische Eigenschaften aufweist.

Als ätiotrope Therapie werden auch zwei andere Medikamente, die Salizylpräparate und das Urotropin verwendet.

---

[1] S. Reines, Wiener med. Wochenschr. 1920, Nr. 30/31.

[2] Morgenroth und Levy, Berliner klin. Wochenschr. 1911.

Von den ersteren wurde bereits erwähnt, daß sie schmerzstillend, leicht narkotisch und dadurch günstig bei Entzündungen wirken. Sie werden auch mit Erfolg bei jenen Dermatosen gegeben, die den rheumatischen Erkrankungen nahestehen, wie dem Erythema multiforme und nodosum.

Neuerdings hat O. Sachs[1]) die intravenöse Injektion von Natrium salicylicum (10—20 ccm einer 20%igen sterilen Lösung) wieder aufgenommen, um die keratolytische Wirkung der sich durch die Haut ausscheidenden Salizylsäure bei Hyperkeratosen auszunützen und beschreibt gute Erfolge bei Psoriasis.

In ähnlicher Weise (wie bei den Präparaten der Salizylsäuregruppen) stellt man sich die Wirkung des Urotropins, des Hexamethylentetramins vor, aus dem sich Formaldehyd abspaltet, das im Blute und in allen Gewebssäften kreist und ätiotrop gegen Bakterien wirkt. Es wird bei Herpes zoster, bei Erythema multiforme und den verschiedenen durch Eitererreger bedingten Hauterkrankungen empfohlen; es wird intern mit reichlich Flüssigkeit gegeben (4 mal 0,5 p. die) oder man injiziert 10 bis 20 ccm einer 40%igen sterilen Lösung intravenös (O. Sachs)[2]).

Ein altes gutes Mittel ist der Schwefel, der sich besonders in der Volksmedizin und in der Tierheilkunde bei der innerlichen Behandlung der Hautkrankheiten seit jeher einer großen Wertschätzung erfreut. Der per os zugeführte Schwefel passiert den Magen unverändert und wird im Dünn- und Dickdarme reduziert, wodurch Schwefelwasserstoff entsteht; dieser regt die Darmtätigkeit an. Er wird zum Teile resorbiert und durch die Lungen, die Schleimhäute und die Haut ausgeschieden. Dabei wirkt er vielleicht desinfizierend und bedingt jedenfalls vermehrten Blutzufluß und Steigerung der Sekretion der Drüsen. Bei größeren Dosen treten oft Schläfrigkeit, Migräne und Muskelschmerzen auf; er entfaltet daher auch leicht narkotische Eigenschaften. Schwefel ist also ein leichtes Abführmittel und Darmdesinfiziens, das den Magen nicht belastet und belästigt. Der durch die Haut ausgeschiedene Schwefelwasserstoff hyperämisiert sie und ihre Anhangsgebilde, die Drüsen, und wir können wohl auch annehmen, daß er dadurch den Nährboden für

---

[1]) O. Sachs, Wiener klin. Wochenschr. 1921, Nr. 16.
[2]) O. Sachs, Wiener klin. Wochenschr. 1919, Nr. 24, S. 629.

Mikroorganismen ändert. Wir verwenden den Schwefel mit Vorteil bei abnormer Darmgärung, weiterhin, wenn wir eine vermehrte Durchblutung der Haut erreichen wollen, wie auch zur Vermehrung der Drüsensekretion, sowie bei den Eiterungen und parasitären Erkrankungen, um die Lebensbedingungen für die Mikroorganismen ungünstiger zu gestalten. Man versteht die guten Erfolge, die bei verschiedenen Hautkrankheiten im Gefolge von Darmgärung, bei chronischen Ekzemen, Furunkulose und Akne erreicht werden können. Man gibt den Schwefel als Sulfur depuratum mit Saccharum zu gleichen Teilen mehrere Messerspitzen bis Kaffeelöffel täglich, unter Umständen vereinigt mit einem Abführmittel. Meistens ist es nötig, daß der Kranke ordentlich »geschwefelt« wird, daß er eine Ausdünstung von Schwefelwasserstoff aufweist, »nach Schwefel stinkt«. Dem Schwefel nahestehend ist das Ichthyol, das 10% Schwefel enthält und dessen Wirkung meist darauf zurückgeführt wird. Es wirkt aber nicht als Abführmittel und unterscheidet sich auch in der Beeinflussung der Haut. Ich nehme mit Unna an, daß Ichthyol die Gefäße der Haut zur Kontraktion bringt; dies kann nicht auf den Gehalt an Schwefel zurückgeführt werden, sondern muß als eine Eigenart des Mittels betrachtet werden. Wir verwenden das Ichthyol mit Vorteil bei Darmgärung, wobei es oft zu Obstipation, aber auch scheinbar zu einer besseren Ausnützung der Nahrung führt; besonders angezeigt ist es im Kindesalter bei manchen Ekzemen und beim Strophulus. Weiterhin geben wir es bei allen akuten Entzündungen der Haut, um die Gefäße zusammenzuziehen. Seine Wirkung dabei ist, wie ich zugestehen muß, nicht vollständig verständlich; die Annahme einer Gefäßwirkung stützt sich auch nur auf unsere klinischen Beobachtungen. Nicht nur bei akuten Dermatitiden, sondern auch bei chronischen Prozessen mit Gefäßerweiterung, wie bei Rosazea, werden Erfolge beobachtet.

Wir geben das Ichthyol in Substanz selten in Lösung (1 : 2 Aqua, 3 mal täglich 10—30 gtts), eher in Gelatinekapseln zu 0,25—0,5 m. m. im Tage nach den Mahlzeiten oder in Form eines der zahlreichen Präparate, bei denen der schlechte Geschmack der Grundsubstanz nicht so leicht hervortritt.

Besonders zu empfehlen ist das Ichthyoleiweiß, das Ichthalbin, das den Magen ungelöst passiert und sich erst im alkalischen

Darme abspaltet. Man nimmt es während der Mahlzeit und trinkt sofort etwas Wasser nach. Dieses Präparat hat sich besonders bei Kindern bewährt und hebt in größeren Dosen den Ernährungszustand, meiner Ansicht nach kaum durch die geringe Eiweißzufuhr, sondern infolge besserer Ausnützung der Nahrung. Erwachsenen gibt man 3 mal täglich 1 g, Kindern bis zum 6. Jahre 1 g pro die, Säuglingen mehrere Dezigramme täglich. Legt man besonderen Wert auf die Darmdesinfektion, so verschreibt man Ichthyolformaldehyd, das Ichthoform; Erwachsene erhalten 3 mal 0,5—2 g täglich, Kinder 1—2 g täglich, Säuglinge 2 : 100 Aq. in Schüttelmixtur, 3 stündlich einen Kaffeelöffel. Auch Ichthyolkalzium und Ferrichthyol werden als fast geschmacklose Präparate gut verwendet; sie sind in Tabletten zu 0,1 im Handel. Erwachsene bis 10 Tabletten und mehr, Kinder 1—3 Tabletten täglich. Der große Vorteil jeder Ichthyoltherapie ist die absolute Ungiftigkeit, da man wirklich mit ihr keinen Schaden anrichten kann. —

Während wir bei Schwefel und Ichthoyl die Hautwirkung auf ihre Resorption zurückführen, wirkt Hefe, die vielfach bei den gleichen Zuständen wie diese zwei Mittel angewendet wird, wahrscheinlich nur durch Überwuchern der im Darme zu abnormen Gärungszuständen führenden Organismen, aber kaum dadurch, daß die Zymase in das Blut übertritt und in ihm irgendwelche Vorgänge bedingt. Daher erreichen wir mit Hefe nur in jenen Fällen von Furunkulose etwas, in denen die Darmerkrankung wirklich die Hauptrolle spielt und auch in diesen fehlt scheinbar noch der Vorteil der Umstimmung des Gewebes.

Für eine gute Hefetherapie ist es unbedingt notwendig, daß lebende Hefezellen zugeführt werden. Am sichersten wirkt daher die frische Bierhefe, die kaffeelöffelweise genommen wird; sonst gibt man frisch getrocknete Hefe, die jede Apotheke herstellt. Bei den im Handel befindlichen Präparaten Furunkulin, Levurinose (Messerspitzen bis Kaffeelöffel m. m. täglich), Zerolinpastillen (0,1; 3 mal täglich) u. a. kommt es sehr auf das Alter des Medikamentes an.

Zur Allgemeinbehandlung werden noch zwei Mittel verwendet, das Jod und das Arsen, die seit altersher erprobt und vielfach gebraucht sind, über die wir aber noch so wenig wissen, daß die Besprechung ihrer Wirkungsweise nur einen Versuch darstellen kann.

Bei der Zufuhr von Jodverbindungen kommt es als Wirkung des sich abscheidenden freien Jods zu einer vermehrten Durchblutung der Schleimhäute und der Haut und damit zu einer vermehrten Sekretion der Drüsen, in denen der Abspaltungsprozeß sich vorwiegend abspielt. Es tritt also eine Entzündung ein, auf die sowohl die guten wie auch die schlechten Wirkungen, die sogenannten Nebenerscheinungen, zurückgeführt werden müssen. Die Wirkung des Jods kann zum Teile durch diesen einfachen Vorgang bedingt sein. Wir sehen als unangenehme Folgen der Therapie auf der Haut Jodakne, Furunkel und Erytheme auftreten, alle durch Reizwirkung des sich ausscheidenden Jods. Zur Heilung können wir das Mittel verwenden, wenn uns eine vermehrte Durchblutung, eine leichte Reizung der Haut erwünscht ist, also besonders bei chronischen Prozessen. Ein Teil der Erfolge bei Psoriasis ist in dieser Weise zu erklären. Es ist auch möglich, daß die Besserungen bei manchen Ekzemen und chronischer Akne, die ich beobachtete, auf eine Erhöhung der Hauttätigkeit, insbesondere der Drüsen zurückgeführt werden müssen.

Außer der einfachen chemischen Wirkung des sich ausscheidenden Jods auf das Gewebe, spielen sich aber bei dieser Therapie viel kompliziertere Vorgänge im Stoffwechsel ab und zwar auf dem Wege über die Schilddrüse. Jod verwandelt jodarmes, funktionell jodschwaches Schilddrüsengewebe in jodreiches, physiologisch stark wirksames, es verursacht auf diesem Umwege die Rückbildung des überflüssigen, hyperplastischen Drüsengewebes und bedingt eine Steigerung der Abbauprozesse, der N-Ausscheidung.

Die Erfolge der großen Joddosen (bis 10 g und mehr täglich) bei Psoriasis könnten auch auf diese Wirkungen zurückgeführt werden, um so eher, als man bei dieser Krankheit Stickstoffretention beobachtet. Die guten Wirkungen bei Sklerodermie finden vielleicht in einer Verstärkung der Schilddrüsentätigkeit eine Erklärung (s. Kapitel Organtherapie). Außer diesen

Beeinflussungen des Stoffwechsels kommt bei anderen Krankkeiten, besonders bei Tuberkulose und Lues sicher auch in Betracht, daß die Jodide als zunächst indifferente Substanzen sich überall im Körper verbreiten und dort, wo die Bedingungen günstig sind, Jod frei lassen können (H. H. Meyer)[1]), daß pathologisches Gewebe Jod speichert, daß nicht nur eine vermehrte Durchblutung eintritt, sondern daß auch die Lebensvorgänge des Gewebes gründlich geändert werden.

Noch weniger als über das Jod, wissen wir von der Wirkung des innerlich zugeführten Arsens auf die Haut. Meine Tierversuche haben ergeben, daß Arsen die Reaktion der Haut gegen äußere Reize steigert, daß eine vermehrte Durchblutung des Gewebes eintritt. Damit wird ein Teil der Wirkung erklärt und eine Indikation für diese Medikation ermöglicht. Wir können es bei allen Krankheitsformen anwenden, bei denen wir die Zirkulation in der Haut verstärken, die Lebensvorgänge erhöhen, und eine Umstimmung in ihr erreichen wollen, also bei allen chronischen Prozessen, bei Eiterungen usw.

Dagegen dürfen wir es nicht bei den akuten Entzündungen geben, da diese dadurch gesteigert werden können. Außerdem hat Arsen eine scheinbar elektive Wirkung auf die Hornsubstanzen, deren Bildung es anregt; unter seinem Einflusse wird eine unvollständige Verhornung (eine Parakeratose) in eine vollständige überführt. Auf der einen Seite also vermehrte Durchblutung des gefäßreichen Hautanteiles und auf der anderen Seite Bildung einer ordentlichen Hornschichte. Bei dieser Auffassung sind die guten und schlechten Wirkungen des Arsens verständlich. Wir beeinflussen eine chronische Entzündung mit abnormer Verhornung günstig, indem das Gewebe stärker durchblutet und die Hyperkeratose, richtiger Parakeratose in eine ordentliche Keratose überführt wird. Wir sehen als Nebenwirkungen des Arsens die Erytheme und Keratosen auftreten und bewirken durch seine Zufuhr Verschlimmerungen bei akuten Entzündungsprozessen.

Die Wirkungen des Arsens sind aber mit dieser verhältnismäßig einfachen Beeinflussung des Gewebes durchaus nicht

---

[1]) H. H. Meyer und R. Gottlieb, Die experimentelle Pharmakologie, 1920.

erschöpft. Arsen hat wachstumfördernde und -zerstörende Wirkungen, die oft, vielleicht sogar in den meisten Fällen nebeneinander hergehen (H. H. Meyer). Bei Gewebsneubildungen greift der gesteigerte Zellzerfall, die Oxydation und Reduktion, das pathologische Gewebe früher und mehr als das normale an, so daß wir begreifen können, daß es zur Rückbildung von Gewebsneubildungen führt. Außer den örtlichen Einwirkungen hat Arsen eine Wirkung auf das Wachstum überhaupt, auf die blutbereitenden Organe und auf dem Umwege über sie durch eine Änderung des Sauerstoffbedürfnisses auf den Gesamtstoffwechsel, in ähnlicher Weise, wie wir es von manchen endokrinen Drüsen, insbesondere von der Schilddrüse annehmen können.

Wir verwenden Arsen zur Hebung des Allgemeinbefindens, behufs Änderung der Blutzusammensetzung, um den Stoffwechsel einschließlich der inneren Sekretion zu beeinflussen, wie auch um die Zirkulation in der Haut zu heben und die Zusammensetzung des Gewebes zu ändern.

Kontraindiziert ist seine Anwendung nur bei allen akuten Entzündungen, in allen jenen Fällen, bei denen wir eine vermehrte Durchblutung der Haut vermeiden wollen. Während wir zur Beeinflussung des Allgemeinbefindens kleine Dosen brauchen, eine auf- und absteigende Medikation durchführen, bedarf man, um wirkliche Gewebswirkungen auszulösen, großer Gaben; man wird daher eine langsam ansteigende Therapie durchführen und dann, wenn der Organismus sich an das Gift gewöhnt hat und es gut verträgt, lange Zeit auf hohen Dosen bleiben. Für diese Behandlungen ist die Anwendung als Lösung oder in Pillen der Injektionstherapie weit vorzuziehen.

Kolloidtherapie.

Als Kolloidtherapie fasse ich alle Behandlungsarten zusammen, bei denen es zur parenteralen Zufuhr kolloidaler Substanzen und damit zu einer Änderung im kolloidalen Systeme des Organismus kommt. Die Berechtigung zu dieser Auffassung gründet sich auf meine experimentellen und klinischen Arbeiten seit dem Jahre 1911. Damals wies ich im Anschlusse an die Arbeiten über die Beeinflussung der Entzündungsbereitschaft der Haut durch Ernährung und Einnahme von Medikamenten nach, daß die parenterale Zufuhr artfremden Serums die Reaktion der Haut gegen äußere entzündungserregende Reize herabsetzt. Der Ausbau der Experimentalreihe ergab, daß die vasokonstriktorischen Wirkungen der Sera (O'Connor)[1] nicht nur an deren lösliche kolloidalen Bestandteile gebunden sind (H. Handovsky und E. P. Pick)[2], sondern daß jede kolloidale Substanz überhaupt, eiweißartiger oder nicht eiweißartiger Natur, und zwar auch unabhängig von ihrem Einflusse auf die Blutgerinnung bei parenteraler Zufuhr, d. h. bei subkutaner oder intravenöser Injektion die Exsudationsverhältnisse der Gewebe herabsetzt[3]. Es war damit erwiesen, daß die klinisch beobachteten Erfolge der Seruminjektionen nicht nur auf die antitoxischen und biologischen Fähigkeiten der Sera zurückzuführen sind, sondern daß eine, nicht nur den verschiedensten Seren gemeinsame, sondern auch noch manchen anderen Substanzen angehörende Eigenschaft, eben der kolloidale Zustand, die Wirkung im Organismus auslöste. Die damals ausgeführten Tierexperimente ergaben, daß als erstes, sinnfälliges Zeichen der parenteralen Zufuhr aller kolloidalen Substanzen eine Herabsetzung

---

[1] O'Connor, Arch. f. exp. Path. u. Pharm. Bd. 67, S. 195, 1912.

[2] H. Handovsky und E. P. Pick, Arch. f. exp. Path. u. Pharm. Bd. 71, S. 62, 1912.

[3] F. Luithlen, Wiener klin. Wochenschr. 1911, Nr. 20 u. 1913, Nr. 17 und Med. Kl. 1913, Nr. 42.

der Durchlässigkeit der Gefäße auftritt, auf die damals das Hauptgewicht bei der Erklärung gelegt wurde. Erst weitere Untersuchungen zeigten, daß die Änderungen im kolloidalen Systeme nicht nur auf die Gefäße wirken, sondern daß auch die blutbereitenden Organe und der gesamte Stoffwechsel einschließlich der Drüsen mit innerer Sekretion dadurch in ihrer Tätigkeit wesentlich beeinflußt, nämlich angeregt werden. Alle kolloidalen Substanzen bewirken also bei parenteraler Zufuhr eine eingreifende Umstimmung des Organismus. Die verschiedensten klinischen Behandlungsarten, die scheinbar gar nichts mit einander zu tun haben, geben uns am Krankenbette ähnliche oder sogar gleiche Resultate, wir können auf den verschiedensten Wegen dasselbe Ziel erreichen. Dies beruht darauf, daß bei allen diesen Methoden kolloidale Substanzen zugeführt werden. Außer der allen gemeinsamen Wirkung als kolloidaler Komplex kann dann jede der Behandlungsarten noch andere ihr eigenartige Einflüsse entfalten; so wird, um dies an Beispielen zu erörtern, Leim oder Gelatine die Blutgerinnung erhöhen, manches Serum Schutzstoffe enthalten, manche Vakzine deren Bildung anregen, manches Bakteriengemisch oder Milch die Eigenwärme des Körpers steigern usw. Stets aber kommt die kolloidale Natur bei der Wirkung in Betracht. Es ist auch möglich, daß Stoffe, also auch Medikamente, wie z. B. Metalle, Jod, Arsen u. a. in der kolloidalen Form besser vertragen und vielleicht auch an andere Stellen des Organismus gebracht werden und in innigere Verbindungen mit den Körperzellen treten können, als dies sonst geschieht. Es kann auch sein, daß die Wirkung mancher Behandlungsarten darauf zurückgeführt werden muß, daß sie auf den Organismus einen Reiz im Sinne Virchows ausüben, wie dies neuestens Bier[1]) bei Besprechung der Proteinkörpertherapie hervorhebt. Es ist sicher erstaunlich, daß ganz verschiedene Eingriffe immer im selben Sinne wirken; man kommt fast zu dem Schlusse, daß ein Effekt eintritt, was man auch einspritzt; es muß sich scheinbar immer nur um eine kolloidchemische Wirkung handeln. Vielleicht bedingen die Behandlungen einen Reiz der Zelle als Lebewesen und es kann,

---

[1]) A. Bier, Münchner med. Wochenschr. 1921, Nr. 6, S. 163.

ähnlich wie in der Physik der Grundsatz gilt »Druck löst Gegendruck aus«, in der Biologie der Satz aufgestellt werden, daß jeder Reiz eine Änderung der Lebensäußerungen der Zellen zur Folge hat (Virchow, Arndt-Schulz), wodurch unter Umständen eine Heilwirkung eintreten wird. Man kann die Vorgänge mit dem weiten Begriffe der »Umstimmung« des Organismus bezeichnen oder sie auf eine »Protoplasmaaktivierung« zurückführen, womit Weichardt[1]) die Veränderungen des lebenden Organismus bezeichnet, die nach parenteraler Einverleibung richtiger Dosen von Eiweiß und Eiweißspaltprodukten eintreten und sich in einer Leistungssteigerung der verschiedensten Organsysteme nach verschiedenen Richtungen äußern. Man kann sie auch als »Leistungssteigerung« bei »Heilentzündung und Heilfieber« (Bier) auffassen.

Wir stehen noch im Beginne der Erkenntnis der biologischen Vorgänge bei den verschiedenen Behandlungen und wir können sie daher, die scheinbar differenten und doch gleichartig wirkenden nur nach gemeinsamen Merkmalen zusammenfassen. Ich habe vorgeschlagen, da sie alle kolloidale Komplexe betreffen, da die ihnen allen gemeinsame Wirkung wahrscheinlich auf die einzige, ihnen allen gemeinsame Eigenschaft zurückzuführen ist, sie alle als

Kolloidtherapie

zu bezeichnen, »womit wenigstens das erkennbar Gemeinsame aller dieser ähnlich wirkenden, sonst aber ganz verschiedenen Stoffe gekennzeichnet wird«. (H. H. Meyer und R. Gottlieb, Experimentelle Pharmakologie 1920, S. 562.)

Man muß nach den wirksamen Komponenten folgende Teile der Kolloidtherapie unterscheiden:

Reine Kolloidwirkung:
  a) ohne Zufuhr von Medikamenten: Aderlaß;
  b) mit   »   »   »   : lösliche Stärke, kolloidale Kieselsäure, Gummilösung.

Kolloid + Eiweiß:
  jedes Serum, Plasma, Blut, Gelatine, Wittepepton, Deutero-

---

[1]) W. Weichardt, Münchner med. Wochenschr. 1918, S. 581 u. früher.

albumosen, alle Bakteriengemische, die der betreffenden Krankheit fremd sind, Zerfalleiweiß.

Kolloid + Eiweiß + spezifischer Wirkung:
manches Serum, Bakteriengemische der gleichen Art wie die Krankheitserreger im betreffenden Falle.

Kolloid + Eiweiß + Fieber:
manche Bakteriengemische, Tuberkulin, Natrium nucleinicum, Milch, u. a.

Kolloid + Metall:
Kollargol., Elektrargol, u. a.

Aderlaß[1]**:**
Meine Tierversuche zeigten, daß der Aderlaß, besonders die wiederholten Blutentnahmen denselben Erfolg in bezug auf die Exsudationsverhältnisse der Haut zeitigen, wie die parenterale Zufuhr einer kolloidalen Substanz. Dies beruht darauf, daß daß Organ Blut jeden Verlust, den es erleidet, sofort zu decken trachtet, also zur Ausgleichung des Flüssigkeitsverlustes dem Gewebe Plasma entzieht. Das in das Blut eintretende Gewebsspaltenplasma scheint in gleicher Weise wie ein von außen zugeführter kolloidaler Komplex zu wirken. Daher ist auch der Aderlaß, der experimentell und klinisch gleichartige Erfolge wie die parenterale Zufuhr kolloidaler Komplexe aufweist, zur Kolloidtherapie zu rechnen, da er eine Änderung im kolloidalen Systeme des Organismus bedingt, wenn auch bei ihm dem Körper nichts einverleibt wird. Jede Blutentnahme führt zu weitgehenden Vorgängen im Organismus. Es kommt zu einem Sinken des Blutdruckes, das aber nur bei arteriosklerotischen Gefäßen, deren Tonus die Veränderungen nicht mehr rasch ausgleichen kann, in Betracht kommt. Das Blut, das wir als selbständiges Organ auffassen müssen, deckt, wie ich schon erwähnt habe, jeden Verlust, den es erleidet, so rasch als möglich. Um den Abgang an Flüssigkeit zu ersetzen, entzieht es diese

---

[1] Ich beabsichtige bei der Besprechung des Aderlasses und der anderen Arten der Kolloidtherapie mich möglichst auf die Dermatologie zu beschränken und ich werde ihre Anwendung auf den verschiedenen Gebieten der Heilkunde daher nur soweit erörtern, als es zum Verständnisse unbedingt notwendig ist.

den Geweben, wodurch in ihnen eine Entlastung auftreten kann. Der Abgang der korpuskulären Elemente wird durch eine Reizung des Knochenmarkes wettgemacht; Aderlaß hat eine »myeloische« Wirkung. Es ist ja bekannt, daß jede Verminderung des Blutsauerstoffes einen Reiz auf das Knochenmark ausübt. Doch kann die Wirkung der Blutentnahme nicht allein darauf zurückgeführt werden, da, wie wir später sehen werden, auch andere kolloidtherapeutische Eingriffe denselben Erfolg ergeben. Infolge der Reizung des Knochenmarkes treten kernhaltige Blutkörperchen in vermehrter Zahl in die Blutbahn. Es kommt also zu einer Blutneubildung und Bluterneuerung; alte Erythrozyten gehen verloren, doch bilden sich nach der Blutentnahme weit mehr neue Blutzellen, als der Körper eingebüßt hat, es tritt eine Hyperregeneration ein. Außerdem sind die jungen Erythrozyten viel wiederstandsfähiger gegen Gifte als die alten, es kommt zu einer Erhöhung der »Erythrozytenresistenz«. (Sattler, Snapper, K. Oczesalski u. St. Sterling.) Außer Veränderungen im Blutbilde treten solche in den albuminoiden und kolloidalen Substanzen des Blutes (C. Oliva), in seiner Reaktion auf (C. Rolla). Es kommt zu einer Vermehrung der Aminosäuren (P. György). Die einfache Blutentnahme führt nicht nur zu einer Regenerationstätigkeit der blutbildenden Organe, sondern auch zu einer Steigerung des Energieumsatzes des Körpers, der CO_2 und Wasserproduktion, des Fettumsatzes und der Wärmeproduktion (Dionys Fuchs, Paul Hári). Sie wirkt auch auf Organe mit innerer Sekretion ein, wie dies Umberto Parodi für die Nebennieren nachwies, an denen er Zellneubildung und Veränderungen des Gehaltes an chromaffiner Substanz auftreten sah. Sogar die Verdauungstätigkeit wird beeinflußt, da, wie N. A. Dobrowolskaja fand, nach Blutverlusten eine erhöhte Darmtätigkeit und bessere Ausnützung der Nahrung einsetzt.

Es kommt also im Gefolge des Aderlasses zu einem Abströmen von Gewebsspaltenplasma in das Blut und zu einer weitgehenden Einwirkung auf die blutbereitenden Organe wie auch den gesamten Stoffwechsel einschließlich der inneren Sekretion. Es liegt auch hier eine Reizwirkung im Sinne Virchows vor, die zuerst das hämatopoetische System trifft, sich dann aber auch auf andere Systeme des Organismus erstreckt, die uns auch nicht unbegreiflich ist, da selbstverständlich beim Aderlasse Zellen im Blute zugrunde gehen, wodurch sich pharmakologisch wirksame Substanzen bilden können.

Literatur über Aderlaß:

A. Strubell, Der Aderlaß, eine monographische Studie, Berlin, Hirschwald, 1905.

H. Stern, Theorie und Praxis der Blutentziehung. Monographie. Würzburg, Curt Kabitzsch, 1914.

F. Luithlen, Der Aderlaß, Wiener medizin. Wochenschr. 1919, Nr. 21 und 22.

F. Luithlen, Kolloidtherapie, Wiener med. Wochenschr. 1921.

Kolloidale Komplexe nicht eiweißartiger Natur.

Diese wurden in der Therapie bisher wenig verwendet. Meine Tierversuche ergaben, daß kolloidale Kieselsäure und lösliche Stärke, die beide die Verhältnisse der Blutgerinnung nicht beeinflussen, in gleicher Weise wie die anderen kolloidalen Substanzen wirken. Die Anwendung der kolloidalen Kieselsäure ist beim Menschen nicht ratsam. Bei subkutaner Injektion tritt ähnlich wie bei Einverleibung des Kalkes Schorfbildung auf; von der intravenösen Injektion ist abzusehen, nachdem ich bei ihr am Tiere Störungen der Atmung beobachtete[1]. Die lösliche Stärke kann in 10% starker Lösung ohne Gefahr gegeben werden, doch bietet sie keinen Vorteil gegenüber den anderen Methoden. Wertvoll sind dagegen die isoviskösen isotonischen Gummilösungen (6—7% Gummi in physiologischer Kochsalzlösung), das sog. Transfusan (Pharm. Industrie A. G. Wien). Man hat nach seiner Anwendung bei starken Blutverlusten gute Erfolge gesehen (Kestner[2], Bayliss)[3]), indem es den Blutdruck lange Zeit auf gleicher Höhe erhielt. Man kann von diesen Gummilösungen, die auch eine gute kolloidale Wirkung entfalten, sicher in weitergehendem Maße als bisher Gebrauch machen. Wir wissen, daß wir durch gleichzeitige Zufuhr von Eigenserum oder dadurch, daß wir Medikamente darin auflösen, deren schädliche

---

[1] Wir sind daher behufs Entfaltung einer Kieselsäurewirkung derzeit noch auf die Zufuhr per os angewiesen (s. Kapitel Ernährung).

[2] Kestner, Münchner med. Wochenschr. 1919, Nr. 38.

[3] Bayliss, Medical Research Commitee 1919, Report I, London.

Wirkung herabsetzen oder beheben können; dies ist z. B. für das Salvarsan vielfach erprobt worden. Denselben Erfolg könnte man erreichen, wenn man statt der Blutflüssigkeit Gummilösungen nimmt, da es darauf ankommt, zugleich mit dem Mittel einen kolloidalen Komplex zuzuführen.

Kolloidale Komplexe eiweißartiger Natur.

Die Tierversuche, die ich im pharmakologischen Institute anstellte — ich greife immer wieder auf sie zurück, da sie die eigentliche Klärung in der Frage brachten — ergaben, daß alle kolloidalen Eiweißkomplexe in ähnlicher, wenn nicht gleicher Weise die Durchlässigkeit der Gefäße beeinflussen. Jedes Serum, Plasma, Blut, Gelatine, Wittepepton, Deuteroalbumosen, alle Bakteriengemische wirken bei parenteraler Zufuhr gleichartig; ebenso auch Eiweiß, das irgendwo im Körper zerfällt und aufgesaugt wird, »Zerfalleiweiß«, da es infolge der mit ihm vorgegangenen Veränderungen »körperfremd« geworden ist. Am stärksten wirkt das artfremde Eiweiß, das meistens als Pferdeserum zugeführt wird.

Die Zufuhr jeder dieser Substanzen verändert das Blutbild, wirkt auf das hämatopoetische System[1] und auf diesem Umwege oder direkt ähnlich und wahrscheinlich stärker als der Aderlaß auf den gesamten Stoffwechsel einschließlich der inneren Sekretion. Viele Behandlungen werden uns auf dieser Grundlage verständlich. So die Autoserotherapie von Debove-Rémond[2] und Gilbert[3]; entnimmt man bei exsudativen Prozessen der Körperhöhlen, bei Pleuritis oder Peritonitis, durch Punktion einige ccm der Flüssigkeit und spritzt sie dem Kranken wieder unter die Haut, so wird die Exsudation eingeschränkt. Holobut und Lenartowicz[4] haben bei Pemphigus den Inhalt kleiner Blasen mit der Spritze aufgesaugt und ihn subkutan wieder injiziert; sie sahen gute Erfolge.

---

[1] Ein Beispiel dieser Wirkung, insbesondere auf die Resistenzerhöhung der roten Blutkörperchen ist auch der gute Erfolg, den die Injektion von Pferdeserum bei paroxysmaler Hämoglobinurie zeitigt (E. P. Pick und K. Gläßner).

[2] Debove et Rémond, Soc. méd. hôp. 1891.

[3] A. Gilbert, Gaz. hôp. 1894.

[4] Holobut und Lenartowicz, Derm. Wochenschr. 1914, Nr. 2.

A. Mayer und P. Linser[1]) u. a. sahen Heilung von Hyperemesis, Eklampsie und Graviditätsdermatosen durch Injektion von »Schwangerenserum«, Serum gesunder schwangerer Frauen. R. Freund[2]) erreichte dasselbe durch intravenöse Zufuhr von Pferdeserum. P. Linser[3]) verwendete das »menschliche Normalserum«, das Serum einer anderen gesunden Person, bei den verschiedensten exsudativen Hautkrankheiten. B. Spiethoff[4]) führte die Anwendung des Eigenserums, des Serums des Kranken selbst, wie auch eines Mischserums, Eigenserum mit Hammelserum im Verhältnis von 2:3 in die Therapie ein. G. Prätorius[5]) injizierte arteigenes Blut, P. Ravaut[6]) Eigenblut subkutan, B. Spiethoff gab dieses intravenös. Die Gleichartigkeit der Erfolge bestätigte die Befunde meiner Tierversuche; es kommt in vielen Fällen nicht darauf an, dem Organismus spezifisch wirkende Substanzen einzuverleiben, der kolloidale Komplex allein genügt, um die Wirkung auszulösen. Auch verschiedene Methoden der Bakteriotherapie werden durch diese Auffassung dem Verständnisse näher gerückt. Man hat den Temperatursturz bei Typhus nach intravenöser Injektion von Typhusbazillen als »anaphylaktischen« Schock aufgefaßt. R. Kraus[7]) hat Aufschwemmungen von Bacterium coli mit demselben Erfolge gegeben und in weiterer Folge wurden durch Anwendung verschiedener Bakteriengemische bei puerperaler Infektion, bei Septikämie, und bei anderen Erkrankungen die gleichen Wirkungen erzielt. Aber nicht nur Bakterienemulsionen wirken auf Krankheiten, die durch ganz andere Erreger hervorgerufen sind, sondern auch die Zufuhr von Bakterieneiweiß löste die gleichen

---

[1]) A. Mayer und P. Linser, Münch. med. Wochenschr. 1910. Nr. 52.

[2]) R. Freund, Med. Klin. 1911. Nr. 10, S. 371.

[3]) P. Linser, Derm. Zeitschr. 1911 u. Arch. f. Derm. u. Syph. 1912.

P. Linser, Vortrag in Tübingen 10. II. 1913; Württ. med. Korrespondenzblatt 1913.

[4]) B. Spiethoff, Münchner med. Wochenschr. 1913, Nr. 10; Med. Klin. 1913; Derm. Wochenschr. 1913.

[5]) G. Prätorius, Münchner med. Wochenschr. 1913. Nr. 16.

[6]) P. Ravaut, Ann. de Derm. Paris, Mai 1913, p. 292.

[7]) R. Kraus, Deutsche med. Wochenschr. 1914, Nr. 31 (mit Mazza), Wiener klin. Wochenschr. 1915, Nr. 2 und 1917, Nr. 28 (mit J. Penna, Bonorino Cuenca).

Vorgänge aus. Auch das »Typhin« von Gröer[1]), ein durch eingreifende chemische Prozeduren dargestellter eiweißartiger Körper der Typhusbazillen ist hier zu nennen. Die Heterobakteriotherapie und die Heteroproteintherapie (R. Kraus) sind in ihrer Wirkung darauf zurückzuführen, daß alle Bakteriengemische kolloidale Substanzen eiweißartiger Natur sind. Ebenso sind die Beobachtungen von Lüdke[2]) aufzufassen, der die gleichen Erfolge wie mit Bakteriotherapie durch intravenöse Injektion (1 ccm) 2—4%iger Lösungen von Deuteroalbumose (Merck) erhielt; als gleichartig ist ferner auch die Reaktion anzusehen, die Nolf[3]) mit Peptonlösungen bei Typhus und bei Septikämien erzielte. Ebenso ist es zu erklären, daß bei gonorrhoischen Komplikationen Bakteriengemische, die kaum Gonokokken enthalten, wie das Dmégon (Nicolle und Blaizot)[4]) und Typhusimpfungen (Bloch) gute Wirkung entfalten, daß man Erfolge auch durch Gonokokkenserum, durch Meningokokkenserum (Hérésco und Caellic, Andriescu und Otzelescu, Plique), durch Streptokokkenserum (Soltan, Fenwick und Parkinson) und durch Leukogen Hoechst, eine Staphylokokkenemulsion, erreichen kann (H. Loeb)[5]), daß das Erythema multiforme durch Staphylokokken- und Gonokokkenvakzine gut beeinflußt wird (J. Müller)[6]), obwohl keines der beiden Bakterien als Krankheitserreger in Betracht kommt.

Man wird zur Erklärung dieser klinischen Befunde nicht nach der ferne liegenden Annahme greifen müssen, daß Bakteriengemische bei der Einverleibung in den Organismus Reaktionsprodukte gegen eine Krankheit bilden, mit der sie ätiologisch nichts zu tun haben, sondern man wird sich klar machen, daß eben in allen diesen Fällen kolloidale Komplexe eiweißartiger Natur parenteral zugeführt wurden. Freilich kommen bei Serum sowohl wie auch bei Vakzinen in vielen Fällen nebenbei spezifische Einflüsse zur Entfaltung.

Eine pharmakologische Studie am Krankenbette, die ich bei

---

[1]) F. v. Gröer, Münchner med. Wochenschr. 1915, Nr. 39.
[2]) Lüdke, Münchner med. Wochenschr. 1915, Nr. 10.
[3]) Nolf, C. R. de la Soc. de Biol. 22. Juli 1916.
[4]) Ch. Nicolle und Blaizot, Académie des sciences, 6. Okt. 1913.
[5]) H. Loeb, Derm. Wochenschr. 1918, S. 377 u. 398.
[6]) J. Müller, Derm. Zeitschr. 1918, II. Bd. S. 301.

meinen Arbeiten über Serum, Vakzine und Milch ausführte, ergab, daß man dabei 3 Komponenten in der Wirkung unterscheiden muß:

1. als artfremdes Eiweiß
2. als spezifische Substanz
3. als die Körpertemperatur erhöhendes Mittel.

Alle verschiedenen Formen der Bakteriotherapie entfalten eine Wirkung auf den Organismus als artfremdes Eiweiß. Bis zu einem gewissen Grade können wir also alle bakteritischen Erkrankungen durch irgendwelche andere Bakterien ebenso beeinflussen wie durch artfremdes Serum. Wurde doch sogar die spezifische Wirkung des Diphtherieheilserums von Bingel[1]) bestritten, da er auch mit gewöhnlichem Pferdeserum bei Diphtherie gute Erfolge erreichte. Es ist übrigens eine alte Erfahrung, daß artfremdes Eiweiß auch bei spezifischen Prozessen eine gewisse Wirkung hat. So erzeugte Matthes[2]) 1895 unspezifische Herdreaktionen bei tuberkulösen Tieren durch parenterale Albumosenzufuhr. Ich selbst habe festgestellt[3]), daß artfremdes Serum die Intrakutanreaktion des tuberkulösen Meerschweinchens beeinflußt, indem exsudative Erscheinungen der Reaktion herabgesetzt werden, während die spezifische Wirkung, der Zelltod, nicht aufgehalten wird.

Es ist also experimentell und klinisch erwiesen, daß artfremdes Eiweiß selbst bei spezifischen Prozessen in gewissem Grade wirkt und wir haben daher die volle Berechtigung, einen Teil der Wirkung der Behandlungen darauf zurückzuführen.

Eiweiß Kolloid + spezifischer Wirkung.

Selbstverständlich wird der Erfolg wesentlich größer sein, wenn zur ersten Komponente, dem artfremden Eiweiß noch die zweite Komponente, die spezifische Substanz dazutritt. Daher sehen wir bessere Erfolge als durch einfache Kolloidtherapie oder durch Kolloid + Eiweißzufuhr bei der Injektion von Immunserum, mit dem sicher Schutzstoffe eingebracht werden; weiter-

---

[1]) A. Bingel, Über Behandlung der Diphtherie mit gewöhnlichem Pferdeserum. Leipzig, F. W. Vogel, 1918.
[2]) Matthes, Deutsches Arch. f. klin. Med. 54, 1895, S. 39.
[3]) F. Luithlen, Wiener klin. Wochenschr. 1913, Nr. 45.

hin in manchen Fällen bei Einspritzung von Eigenserum, das diese dann enthält, wenn der Körper sie bereits gebildet hat, so wie schließlich bei Anwendung von Vakzinen der gleichen Art wie die Krankheitserreger im betreffenden Falle, da diese die Bildung der Reaktionsprodukte anregen. Das ist auch all gemein bekannt und anerkannt.

Eiweißkolloid + Fieber.

Die Verbindung von Eiweißkolloid und Fieber, die Kombination der ersten und dritten Komponente, ist auch ohne spezifische Wirkung imstande, Heilprozesse auszulösen. Wir wenden sie an bei Injektion mancher Bakteriengemische, von Tuberculin, Natrium nucleinicum und Milch. Hierher gehören also die Proteinkörpertherapie (R. Schmidt) und die Heterotherapie (R. Müller). Bei ihnen wird artfremdes Eiweiß, also ein kolloidaler Komplex parenteral zugeführt und zugleich eine Erhöhung der Eigenwärme des Körpers bedingt. Die Behandlungen weisen die allen Methoden der Kolloidtherapie gemeinsamen Einflüsse auf: sie verändern die Zusammensetzung des Blutes, sie haben eine »myeloische« Wirkung mit all ihren Folgen auf die verschiedensten Organsysteme, sie führen zu einer weitgehenden Umstimmung im Organismus und rufen außerdem Fieber hervor, Wie dieses wirkt, wissen wir nicht. Wir können nur feststellen. daß es bei den verschiedensten Erkrankungen günstige Erfolge zeitigt. Es ist möglich, daß bei den Infektionskrankheiten eine direkte Einwirkung auf die Erreger erfolgt, wenigstens liegen Erfahrungen z. B. bei Gonorrhoe vor, daß exzessive Steigerungen der Körpertemperatur durch heiße Bäder scheinbar Heilung herbeiführten. Als sicher kann man nach unseren klinischen Erfahrungen annehmen, daß wir durch Fieber die Wirkung mancher Medikamente wesentlich verstärken können. Wir wissen durch die Untersuchungen von Bier, daß Hyperämie ein mächtiges Heilmittel ist, daß jeder Entzündungsherd eine erhöhte Reizbarkeit aufweist, daß daher Entzündung und Fieber zur Heilung verwendet werden können. Es ist daher selbstverständlich, daß die Kombination von Eiweißkolloid und Fieber eigenartige Wirkungen auslösen kann.

Tritt die Erhöhung der Körpertemperatur nicht nur zum kolloidalen Eiweißkomplexe dazu, sondern ist damit auch noch eine spezifische Wirkung verbunden, sind also alle drei Komponenten, die ich anführte, bei einer Behandlung vertreten, so wird naturgemäß die Höchstleistung der Therapie erreicht werden. Das ist der Fall bei mancher spezifischen Behandlung, besonders den Bakteriengemischen der gleichen Art wie die Erreger der betreffenden Krankheit.

Kolloid + Metall.

Führen wir dem Organismus Metall in kolloidaler Form zu, so wird nicht nur eine Kolloidwirkung ausgelöst, sondern es kann auch die Desinfektionskraft des Metalles auf Krankheitserreger zur besseren Geltung gebracht werden, da es in dieser Form dem lebenden Gewebe weniger fremd ist, an Orte gebracht wird, an die es sonst nicht hingelangen würde und leichter sich an die Zellen anlagern kann. Wir ahmen durch diese Art der Zufuhr vielleicht die Vorgänge nach, die der Organismus selbst bei jeder Metalltherapie vornimmt. Am meisten verwendet wird das kolloidale Silber, das Kollargol und das Elektrargol. Auch bei den neuesten Methoden der kombinierten Hg und Salvarsantherapie, bei der einzeitigen Injektion von Sublimat, Novasurol und anderen Quecksilbersalzen mit Neosalvarsan, die von Linser eingeführt wurde, wird ein kolloidaler Metallkomplex parenteral zugeführt, doch ist es fraglich, ob dabei noch eine Wirkung des Salvarsankomplexes in Betracht kommt. Es ist verständlich, daß die Kombination von Kolloid und Metall gut vertragen wird, da die gleichzeitige Zufuhr eines kolloidalen Komplexes schädliche Wirkungen eines Mittels aufheben kann, wie es bei Auflösung des Neosalvarsans in Serum und anderen kolloidalen Lösungen beobachtet wird.

Zerfalleiweiß.

Bei verschiedenen Behandlungen kann zur Erklärung der Heilwirkung die Aufsaugung der sich bei ihnen bildenden Eiweißzerfallprodukte in Betracht gezogen werden. Manche ganz alte, zum Teil in Vergessenheit geratene Methoden werden durch diese Auffassung unserem Verständnisse näher gerückt.

Seit Galenus wurde in der alten Medizin bei den verschiedensten Erkrankungen das Haarseil angelegt; dieses wurde durch eine tiefe Hautwunde durchgezogen, wodurch eine lange

Zeit dauernde Eiterung hervorgerufen wurde. Dasselbe wurde später durch die sog. Fontanelle erreicht, wobei stark reizende Substanzen unter die Haut in das Gewebe eingeführt wurden.

Seit langer Zeit wird bei chronischen Erkrankungen des Nervensystems, besonders bei Tabes, das sogenannte Point de feu angewendet, eine Methode, die bei uns aufgelassen wurde, von den französischen Ärzten aber auch jetzt noch bei langwierigen Lungenaffektionen gebraucht wird. Dem Kranken werden mit dem runden Paquelin längs der Wirbelsäule starke Brandwunden beigebracht und auf diese wird Unguentum mezerei, Seidelbastsalbe aufgelegt.

Bei allen diesen Methoden kommt es zu einer starken Entzündung, zu einem weitgehenden Zellzerfalle und zu einer lange dauernden Eiterung, wobei reichlich Zellzerfallprodukte zur Aufsaugung gelangen. Meiner Ansicht nach können zwei ganz neue, moderne Behandlungsarten in eben derselben Art erklärt werden. Klingmüller[1]) versuchte durch intramuskuläre Injektion verschiedener stark reizender Substanzen Entzündungen und Eiterungen besonders der Haut zu beeinflussen. Er empfahl als das geeignetste Mittel eine 20%ige Lösung von Terpentin in Öl. Diese Behandlung wird besonders bei Trichophytien, aber auch bei den verschiedensten anderen Entzündungen mit oft sehr gutem Erfolge angewendet.

Paul v. Szily[2]) berichtete im Gefolge seiner Forschungen über unspezifische Therapie gute Erfolge bei intramuskulärer Injektion einer Lösung von 30% Natriumchlorid und 1% Kalziumchlorid in destilliertem Wasser. Sowohl bei Injektion von Terpentin als auch dieser hochdosierten Salzlösungen kommt es zu einer starken Reaktion im Gewebe, worauf auch die Schmerzhaftigkeit der Einspritzungen hinweist und zu einem Zerfalle der Zellen an der Depotstelle[3]). Auch bei der Einverleibung großer Flüssigkeitsmengen (150—200 ccm) physiologischer Lösungen in das Gewebe, intramuskulär oder subkutan, dürfte es nicht nur zur Aufnahme dieser, sondern auch zur Auf-

---

[1]) Klingmüller, Deutsche med. Wochenschr. 1917, Nr. 41.

[2]) P. v. Szily, Münchner med. Wochenschr. 1919, Nr. 2 u. frühere Arbeiten.

[3]) Luithlen, Münchner med. Wochenschr. 1919, Nr. 16, S. 447.

saugung von Zerfalleiweiß kommen, da so große Injektionen sicherlich auch Zellzertrümmerungen hervorrufen. So ist es wahrscheinlich aufzufassen, daß die Behandlung in ähnlicher Weise bei Toxikosen wirkt (R. Freund[1]) wie die Zufuhr kolloidaler Eiweißkomplexe.

Wir müssen die Wirkung der Behandlungen, bei denen es zu Gewebszerstörungen kommt, ebenso wie den Erfolg lang dauernder Eiterungen bei verschiedenen Krankheitsprozessen darauf zurückführen, daß von den Entzündungsherden aus durch lange Zeit hindurch Zellzerfallprodukte aufgesaugt werden, daß Zerfalleiweiß zugeführt wird, das ähnlich wie parenteral eingebrachtes körperfremdes Eiweiß wirkt. Es ist jedenfalls sicher, daß dadurch eine »Umstimmung« des Organismus und auch eine Änderung, wahrscheinlich eine Steigerung der Lebensvorgänge bedingt wird. Wir können dies modern mit Weichardt[2]) als Aktivierung bezeichnen, oder es im Sinne von Virchow als Reizwirkung auffassen, oder Bier[3]) beistimmen, wenn er sagt: »Jedes Mittel, das eine Zersetzung von Körpergewebe hervorbringt, macht Fieber und Entzündung und kann somit Heilwirkung hervorrufen«. Wir wissen außerdem, daß beim Zellzerfalle pharmakologisch wirksame Substanzen auftreten (H. Freund und R. Gottlieb)[4]), die zu einer Funktionssteigerung der Organe führen können (Henderson, Loewi)[5]). Die näheren Vorgänge, die scheinbar auch bei der physiologischen Tätigkeit der Organe in Betracht kommen, sind bisher noch nicht völlig geklärt. Sicher ist es nur, daß im Organismus sich bildende Zerfallsprodukte eigenartige Wirkungen auslösen und die Lebensvorgänge in ähnlicher oder gleicher Weise beeinflussen, wie von außen parenteral zugeführte kolloidale Eiweißkomplexe.

---

[1]) R. Freund, Zeitschr. f. Geburtsh. u. Gynäk. Bd. LXXIV. 1913.

[2]) W. Weichardt, Münchner med. Wochenschr. 1907, 1915, 1918, 1921.

[3]) A. Bier, Münchner med. Wochenschr. 1921, Nr. 6 u. 14; s. dort auch frühere Arbeiten.

[4]) H. Freund und R. Gottlieb, Münchner med. Wochenschr. 1921, Nr. 13, S. 383.

[5]) Henderson und Loewi, Arch. f. exp. Path. u. Pharm. 53, 1905, S. 63. — Loewi, Pflügers Arch. 170, 1918, S. 677.

Methoden der Anwendung.

Den Aderlaß nimmt man am besten an der Kubitalvene vor. Ich ziehe die Venaepunctio mit einer starken Hohlnadel der Venaesectio weitaus vor; sie ist einfacher, reinlicher und ergibt eine so kleine Verletzung, daß der Verband nach 1 Stunde entfernt werden kann, da die Stichwunde der Nadel sich sofort verklebt. Der Eingriff genügt stets um eine Menge von 100 bis 150 ccm aus der Vene zu entnehmen. Nur bei großen Aderlässen, 300—500 ccm wird man wegen der Gerinnung in der Nadel von der Venaesectio oft nicht absehen können. Ein Blutverlust von 100—150 ccm bedingt beim Erwachsenen gar keine unangehmen Folgeerscheinungen; er kann in Zwischenräumen von einigen Tagen wiederholt werden, ohne eine Schwächung hervorzurufen. Nur nach großen Blutentnahmen ist der Patient etwas schwach, bedarf der Ruhe, auch tritt Ausbruch von Schweiß auf.

Bei Kindern ist der Aderlaß, abgesehen von den technischen Schwierigkeiten, selten angezeigt; bei akuten Entzündungen kann man trockene Schröpfköpfe setzen.

Das Serum gewinnt man am besten, indem man das Blut in steriler Eprouvette auffängt und diese einige Stunden lang, bis Gerinnung eingetreten ist, im Zimmer stehen läßt. Dann löst man mit einer ausgekochten Sonde den Blutkuchen am oberen Rande ab und stellt die Eprouvette wenn möglich in die Kälte. Am nächsten Tage ist das Serum klar abgesetzt. Ich habe bei meinen Experimenten und klinischen Arbeiten beobachtet, daß das durch Gerinnung gewonnene Serum besser wirkt, als das durch Zentrifugieren des aufgefangenen Blutes erhaltene. Die Untersuchungen von H. Freund und R. Gottlieb[1] geben dafür die Erklärung, da sie fanden, daß die physiologische Wirksamkeit des bei der Gerinnung gewonnenen Serums erst nach 6 Stunden ihr Maximum erreicht; ihre Beobachtungen stehen auch in Übereinstimmung mit früheren Befunden, die eine Zunahme der vasokonstriktorischen Eigenschaften der Sera

---

[1] H. Freund und R. Gottlieb, Münchner med. Wochenschr. 1921, Nr. 13, S. 383.

bei längerer Aufbewahrung ergaben. (H. Handovsky und
E. P. Pick)[1]).

Man gibt meiner Erfahrung nach bis auf wenige Ausnahmen
das Serum am besten intravenös; man erreicht dadurch eine
bessere und sicherere Wirkung als bei subkutaner oder intramuskulärer Injektion. Diese Anwendung halte ich nur bei geschwächten und herabgekommenen, besonders den hochfiebernden
Kranken für notwendig, da die häufig bei Infektionskrankheiten
nach intravenöser Seruminjektion eintretende Reaktion unter
Umständen dem Allgemeinzustand gefährlich werden kann. Ich
halte es nicht für notwendig, große Mengen einzuspritzen und
gebe meistens nur 2—5 ccm. Viele Autoren injizieren 30—50
und mehr ccm intravenös. Ich bin der Ansicht, daß kleine
Gaben zur Auslösung der Wirkung genügen, besonders da meine
klinischen Beobachtungen mit meinen experimentellen Befunden
übereinstimmen. Meine Tierversuche über Beeinflussung der
intrakutanen Tuberkulinreaktion des tuberkulösen Meerschweinchens ergaben, daß die Wirkung rascher eintrat, wenn geringere
Mengen von Serum subkutan einverleibt wurden[2]); wichtig erscheint es auch, daß diese Beobachtungen Vorbehandlungen mit
Serum betrafen. In jenen Fällen freilich, in denen man Reiz-
wirkungen auslösen will, mag man gut tun, größere Dosen zu
geben.

Blut und Serum wirken nicht ganz gleichartig. Der Zellzerfall der Blutkörperchen löst eine stärkere Reizung aus, so
daß manchmal, wie Bier[3]) betont, mit Bluteinspritzungen kräf-
tigere Beeinflussungen erzielt werden als bei Verwendung von
Serum. Außerdem wirkt das artgleiche Blut stärker als das
eigene, wird aber vom artfremden in der Wirkung noch weit
übertroffen. Selbstverständlich treten die Reaktionen besonders
bei intravenöser Injektion zutage. Dies alles ist von den Trans-
fusionen mit artgleichem und artfremdem Blute her hinlänglich
bekannt; bei Anwendung von Serum tritt nicht so sehr die
Reizwirkung, die zu einer Reaktion des Organismus führt, hervor, sondern es überwiegen die vasokonstriktorischen Eigen-

---

[1]) H. Handovsky und E. P. Pick, Arch. f. exp. Path. u. Pharm.,
Bd. 71, 1912.

[2]) F. Luithlen, Wiener klin. Wochenschr. 1913, Nr. 45.

[3]) A. Bier, Münchner med. Wochenschr. 1921, Nr. 14, S. 415.

schaften der Blutflüssigkeit. Außerdem kommt bei Serum nicht nur die Umstimmung des Organismus, die Wirkung auf den gesamten Stoffwechsel, sondern in vielen Fällen auch die Zufuhr von Schutzstoffen in Betracht. Wenn es nicht auf die spezifische Komponente ankommt, wirkt artfremdes Serum bedeutend stärker als eigenes oder artgleiches. Man wird deshalb in jenen Fällen, in denen eine rasche Wirkung erwünscht ist, wie z. B. bei Blutungen zum artfremden Serum greifen. Man wird dieses wegen der Gefahr der Anaphylaxie in jenen Fällen vermeiden, in denen man wiederholt Serum zuführen will. Hält man sich zur Annahme berechtigt, daß der Organismus des Patienten bereits Reaktionsprodukte gebildet hat, z. B. bei hochfiebernden Infektionskranken mit kräftiger Konstitution, so wird man am besten das Eigenserum verwenden. Unter Umständen kann man den Versuch machen, bei einem Gesunden durch Einspritzung des Krankenserums die Bildung von Schutzstoffen anzuregen und den Patienten dann mit dem Serum des Geimpften behandeln (Linser).

Die Vakzine wendet man ebenso wie das Serum am besten intravenös an; nur bei geschwächten Kranken wird man berechtigt zur subkutanen oder intramuskulären Injektion greifen. Sonst ist gegen die Einspritzung in die Vene nur die Schwierigkeit der Technik ins Treffen zu führen. Wir verwenden polyvalente Vakzine, die aus möglichst vielen Stämmen der betreffenden Krankheitserreger zusammengesetzt ist und Autovakzine, die nur aus Mikroorganismen des betreffenden Falles selbst besteht. Auch gegen die Autovakzine ist nur die Schwierigkeit der Herstellung einzuwenden, denn die therapeutischen Erfolge sind mit ihr stets sicherer und besser als bei den Mischvakzinen. Zur intravenösen Injektion soll man als Anfangsgabe nicht mehr als 2—5—10 Millionen Keime der Autovakzine oder 20—30 Millionen der polyvalenten Vakzine verwenden; subkutan oder intramuskulär gibt man als initiale Dosis 50—100 Millionen Keime und mehr.

Ich halte die intramuskuläre und die subkutane Injektion polyvalenter Vakzine als Behandlung für ziemlich wertlos; ich halte die Methode nur für berechtigt als Schutzimpfung und bei geschwächten Kranken, bei denen man starke Allgemeinreaktionen vermeiden will, sowie schließlich auch bei jenen Er-

krankungen, bei denen starke örtliche Reaktionen des Entzün-
dungsherdes Gefahren bedingen können (z. B. manchmal in der
Gynäkologie)[1]. Ich kenne eben viele Fälle, bei denen diese
Art der Therapie ohne Erfolg angewendet wurde, während dieser
durch intravenöse Zufuhr von Autovakzine rasch erreicht wurde.
Der Hauptfehler, der bei Anwendung der Vakzinen gemacht
wird, ist, daß aus Ungeduld in zu kurzen Zwischenräumen ein-
gespritzt wird. Dies gilt nicht für Gonorrhoe, bei der man
jeden zweiten bis dritten Tag injizieren kann, wohl aber für
Furunkulose und andere bakteritische Erkrankungen, bei denen
man auf die Bildung von Reaktionsprodukten im Gefolge der
spezifischen Therapie rechnet. Wird bei diesen Krankheiten
das Intervall zwischen zwei Injektionen zu kurz bemessen, so
tritt nicht Besserung, sondern frische Aussaat der Erreger im
Körper, Bildung neuer Herde auf. In diesen Fällen darf nur
in Zwischenräumen von 8—10 Tagen Vakzine gegeben werden,
Auch starke Fieberreaktionen nach Vakzinen bieten bei Herz-
gesunden keine Gefahren, sie treten eigentümlicher Weise auch
nicht bei allen Bakteriengemischen auf; während sie bei Gonokokkenvakzine eine regelmäßige Erscheinung sind, beobachtet
man sie bei Staphylokokkenvakzine recht selten.

Die Milchinjektionen werden gewöhnlich in der Dose
von 5—10 ccm intraglutäal ebenso wie die Quecksilberein-
spritzungen gemacht. Sie führen in den meisten Fällen zu
einer ausgiebigen Steigerung der Körpertemperatur und sind
oft von heftigen Schmerzen gefolgt. Sie bieten keine Gefahren,
wenn die gewöhnliche Vorsichtsmaßregel, Absetzen der Spritze
von der eingestochenen Nadel, um sich zu überzeugen, daß man
nicht in ein Blutgefäß gestochen hat, beoabchtet wird. In den
wenigen Fällen, in denen »anaphylaktische« Erscheinungen —
selbst bei der ersten Einspritzung — beobachtet wurden, ist
die Annahme nicht auszuschließen, daß bei der Injektion doch
ein Eintritt von Milch in das Blut direkt erfolgte. Ich selbst
habe bei einer sehr großen Zahl von Behandlungen niemals
einen derartigen Zwischenfall erlebt.

Das Aolan (E. F. Müller)[2] wird in derselben Weise wie

---

[1] C. Bucura, Zentralbl. f. Haut- und Geschlechtskrankheiten, sowie
deren Grenzgebiete. Bd. 1, H. 8, S. 377.
[2] E. F. Müller, Med. Kl. 1918 u. 1920.

Milch verwendet. Es bietet den Vorteil der gleichmäßigen Zusammensetzung und des fertigen Präparates, so daß die Sterilisation erspart wird. Milch- und Aolaninjektionen können stets nach einigen Tagen, wenn die Fieberreaktion abgelaufen ist, ohne Gefahr wiederholt werden. Die Untersuchungen über die Anwendung von Caseosan (Lindig) sind noch nicht abgeschlossen.

Das **Terpentin** wird nach Vorschlag von **Klingmüller** als 10—20%ige Lösung in Ol. olivarum in einer Gabe von $^1/_4$—1 ccm, eventuell mit Zusatz von 1%igem Eukupin zur Anäthesierung oder neuestens in Form des Terpichins (gereinigtes Terpentin mit Chininzusatz) verwendet. Das Depot soll zur Herabsetzung der Schmerzhaftigkeit möglichst tief, dicht am Knochen gesetzt werden: die ursprünglich geübte intramuskuläre Injektion in die Glutaei ist sehr schmerzhaft. Nach den neuen Vorschriften wird es am besten in der hinteren Axillarlinie 1—2 Querfinger unterhalb der Crista iliaca injiziert, an welcher Stelle der Knochen nur einige Zentimeter von der Haut entfernt ist.

Die hochdosierten Salzlösungen (v. **Szily**) haben sich nicht in die Therapie eingebürgert.

Indikationen der Kolloidtherapie.

Die parenterale Zufuhr eines kolloidalen Komplexes an und für sich führt zu einer Herabsetzung der Durchlässigkeit der Gefäße, zu einer Änderung des Blutes, zu einer weitgehenden Einwirkung auf die blutbereitenden Organe und damit auf den gesamten Stoffwechsel einschließlich der inneren Sekretion. In vielen Fällen tritt der Einfluß spezifischer Stoffe oder die Erhöhung der Körpertemperatur zu einfacher Kolloidwirkung dazu oder wir führen schließlich Medikamente, z. B. Metalle in kolloidaler Form zu, wodurch sie in innigeren Kontakt mit dem Organismus treten können.

Wir verwenden die einfachen Methoden der Kolloidtherapie, den Aderlaß, die kolloidalen Substanzen nicht eiweißartiger Natur und kolloidale Eiweißkomplexe wie Serum, Plasma u. a. mit Vorteil bei allen Entzündungen der Haut und anderer Organe, um die Exsudation aus den Gefäßen herabzusetzen, wie auch um Blutungen zu stillen. Wir sind in der Lage, die toxische Wirkung mancher Medikamente dadurch zu verringern, daß wir eine Kolloidtherapie, z. B. Aderlaß oder Serum ihrer Anwendung vorangehen lassen oder daß wir sie in kolloidalem Komplexe gelöst zuführen. Dies ist z. B. längst erwiesen für das Salvarsan (Spiethoff,[1]) Roick[2]) eigene Beobachtungen). Auch die Lösung des Salvarsans in kolloidalen Komplexen nicht eiweißartiger Natur, wie in Gummilösungen, z. B. dem Transfusan, ist eines Versuches wert.

Andererseits können wir die Wirkung mancher Medikamente durch Kolloidtherapie erhöhen; wie dies z. B. für Digitalis und die Diuretika erwiesen worden ist. Auch können wir durch Kombinationen der kolloidtherapeutischen Eingriffe, indem wir Vakzine, Natrium nucleinicum, Kaseosan in Serum zuführen, die Reaktion insbesondere in bezug auf die Temperatursteigerung verstärken (Spiethoff).

Wir erreichen aber auch durch die kolloidalen Substanzen ohne spezifische Komponente eine weitgehende Einwirkung auf die blutbereitenden Organe und den gesamten Stoffwechsel. Wir verwenden daher diese Methoden mit Vorteil, wenn es uns darauf ankommt, die Zusammensetzung des Blutes zu ändern und eine »Umstimmung« des Organismus hervorzurufen. Diese weit gefaßte Erklärung zeigt, wie umfassend das Anwendungsgebiet der kolloidtherapeutischen Eingriffe ist.

In vielen Fällen führen wir auch spezifische Stoffe zu oder regen deren Bildung an, wenn wir Serum oder Bakteriengemische einspritzen, so bei den verschiedenen Infektionskrankheiten und den bakteritischen Erkrankungen; dabei tritt oft auch noch die Wirkung der Erhöhung der Körpertemperatur als Heilfaktor dazu.

Bei einer großen Gruppe kommt nicht nur eine kolloidchemische Wirkung in Betracht, es tritt auch oft Fieber auf, ohne daß spezifische Stoffe zugeführt oder gebildet werden; dabei wird auch eine energische »Umstimmung« des Organismus erreicht. Es ist dies das ganze Gebiet der Proteinkörpertherapie, der Injektion von verschiedenen Eiweißkörpern, Blut und anderen Substanzen, die alle bisher nur das eine erkennbar Gemeinsame aufweisen, daß sie alle kolloidale Komplexe betreffen.

---

[1]) B. Spiethoff, Med. Kl. 1914, Nr. 14 u. Berliner klin. Wochenschr. 1920, Nr. 34.
[2]) W. Roick, Med. Kl. 1915, Nr. 26, S. 728.

Ich halte die Auseinandersetzungen über die Wirkung dieser Methoden nur für einen Streit um Worte: es ist gleichgültig, ob wir es als »Protoplasmaaktivierung« (Weichardt) bezeichnen, als »anaphylaktische« Vorgänge (R. Müller) oder als »Heilentzündung und Heilfieber« (Bier) auffassen, oder auf einen Reiz im Sinne von Virchow zurückführen, der zu einer »Leistungssteigerung« (Bier) führt: wir wissen bereits, daß bei jedem Zellzerfalle pharmakologisch wirksame Substanzen entstehen, die die biologischen Vorgänge beeinflussen können. Es ist uns daher nicht unverständlich, daß die verschiedensten Wege zum selben Ziele führen mögen, wie auch, daß bei den verschiedensten Erkrankungen, bei denen es darauf ankommt, die Lebensvorgänge im Organismus zu ändern, gute Wirkungen erreicht werden. Durch diese Auffassung werden uns auch die klinischen Beobachtungen verständlich, die über schöne Erfolge mit diesen Methoden bei allen möglichen Erkrankungen von der Gonorrhoe angefangen über die Infektionskrankheiten und Erkrankungen der blutbereitenden Organe hin bis zur Wundheilung[1]) und besseren Heilung von Knochenbrüchen berichten. In allen jenen Fällen konnte ein guter Einfluß beobachtet werden, in denen es darauf ankommt, die Reaktion des Organismus, die biologischen Vorgänge in ihm zu ändern.

Die isotonischen und die hypertonischen Lösungen.

Die »Organismuswaschungen«.

Bei meinen Tierversuchen konnte ich feststellen, daß kolloidale Substanzen bei parenteraler Zufuhr die Durchlässigkeit der Gefäße herabsetzen, während elektrolytische sie erhöhen. Geringe Dosen isotonischer Flüssigkeiten, physiologischer Kochsalzlösung oder Ringerscher Lösung üben selbst bei intravenöser Injektion keine Wirkung auf die Exsudationsverhältnisse des Gewebes aus; diese tritt erst bei großen Gaben ein. Stärker als Kochsalz wirken die Einspritzungen von Natriumsulfat und verdünnter Salzsäure. Diese Befunde erweisen, daß wir die parenterale Zufuhr elektrolytischer Substanzen in jenen Fällen mit Vorteil anwenden werden, in denen wir die Exsudation

---

[1]) F. Luithlen, Wiener klin. Wochenschr. 1919, Nr. 17.

aus den Gefäßen steigern und das Gewebe auswaschen wollen. Wir erreichen dabei zwar keine Herabsetzung der Entzündungsbereitschaft der Haut in der Art wie durch die kolloidalen Komplexe, wir befördern aber die Ausschwemmung giftiger Stoffe, die sich im Gewebe aufgespeichert haben und wir beeinflussen jene Krankheitserscheinungen günstig, die auf zu geringer Durchspülung bzw. Durchblutung der Haut beruhen. Daher verwenden wir die sogenannten Bruckschen Waschungen, bei denen, eventuell im Anschlusse an einen Aderlaß, große Mengen (250—300 ccm und mehr) physiologischer Kochsalzlösungen oder Ringerscher Lösung intravenös zugeführt werden, mit Vorteil bei allen Intoxikationen und auch bei Alterserkrankungen, besonders bei manchen Fällen von Pruritus senilis.

Bei intravenöser Injektion stark hypertonischer Lösungen (20% Kochsalz-, 20% Harnstoff-, 12—25% Traubenzuckerlösung) entzieht das Blut den Geweben Flüssigkeit, um sich wieder in das Gleichgewicht zu bringen. Es tritt also ein ähnlicher Effekt ein, wie bei einem Flüssigkeitsverluste des Blutes, wie beim Aderlasse, nur daß das Organ Blut sich nicht wie nach ihm durch Filtration (hydrostatischen Druck), sondern durch Osmose (osmotischen Druck) Flüssigkeit aus den Geweben holt. Dabei ist eine direkte Wirkung der hypertonischen Lösungen auf Blutkolloide, z. B. auch auf die Blutkörperchen und -Plättchen nicht unwahrscheinlich. Die zuerst von Gärtner empfohlene Behandlung kann dadurch vielleicht in ähnlicher Weise wirken wie eine Kolloidtherapie, und es ist verständlich, daß auch durch sie Entzündungen günstig beeinflußt und die Resorptionsverhältnisse gesteigert werden, wie dies neuerdings Stejskal[1]), Exner, Lauber, Pranter nach klinischen Beobachtungen berichtet haben. Wir können hypertonische Lösungen bei Entzündungsprozessen der Haut verwenden; die Traubenzuckerlösungen können auch als Vehikel für Medikamente, z. B. Neosalvarsan benützt werden (Stejskal-Pranter). Bei einem Präparate, dem Afenil, einer 5—10%igen Kalzium-Chlorid-Harnstofflösung, kommt außer der Hypertonie der Flüssigkeit auch das Kalzium als Heilfaktor in Betracht.

---

[1]) K. Stejskal und Mitarbeiter, Wiener klin. Wochenschr. 1921, Nr. 4 u. f.

Organtherapie.

Da unsere Kenntnisse über die Beziehungen zwischen der Haut und den Drüsen mit innerer Sekretion erst in Entwicklung begriffen sind, kann eine Organtherapie sich nur auf wenige bisher sicher gestellte Befunde stützen und muß zum großen Teile noch als wissenschaftliche Forschung betrachtet werden.

Die Abhängigkeit der Haut von der inneren Sekretion wird durch ihre Entwicklung und Rückbildung in den verschiedenen Lebensaltern bewiesen, ebenso auch durch die bekannten Veränderungen, die sie bei Erkrankung der Drüsen mit innerer Sekretion aufweist, Die erste Beobachtung dieser Art stammt bekanntlich von Addison aus dem Jahre 1855. Wir haben seither erfahren, daß sowohl bei Hypersekretion als auch bei Hypofunktion der Thyreoidea, wie auch der Glandula pytuitaria die Haut ein eigenartiges Bild bietet. Aber auch die Lebensvorgänge der Haut werden dabei geändert. Im Tierversuche konnte ich zeigen, daß beim thyreopriven Tiere banale Reize, die beim gesunden restlos abklingen, zu Narbenbildung führen. Die Entzündung der Haut verläuft also bei Wegfall des Schilddrüsenhormons wesentlich anders als unter normalen Bedingungen. An myxödematösen Tieren und Menschen hat Eppinger nachgewiesen, daß die Resorptionsverhältnisse der Haut außerordentlich verlangsamt sind, eine Erscheinung, die sich durch Zufuhr von Schilddrüsensekret aufheben läßt; dieser Eingriff steigert aber auch den normalen Saft- und Stoffwechsel der Haut, so daß die Thyreoideabehandlung bereits mit Erfolg bei Ödemen angewendet wird.

Während wir also über die Schilddrüse so ziemlich unterrichtet sind, da wir wissen, daß sie nicht nur auf die Entwicklung des ganzen Körpers Einfluß hat, sondern auch eine Stoffwechselwirkung entfaltet, sind die Beziehungen des Pankreas zum Hautorgane ganz ungeklärt. Meine Tierversuche haben ergeben, daß die nach Exstirpation des Organes auftretende Änderung der Reaktion der Haut gegen äußere Reize, ebenso wie der schwerere Verlauf mikrobieller Infektionen der Haut nicht als Allergie des Organes (Bloch) zu betrachten sind, sondern nur dann in Erscheinung treten, wenn es zur Zuckerausscheidung und zur Säurevergiftung kommt. Die bisher vorliegenden Befunde zwingen uns also nicht zur Annahme, daß ein Pankreashormon in Betracht kommt, sondern lassen sich auch durch eine entgiftende Wirkung der Bauchspeicheldrüse auf den Stoffwechsel erklären.

Neue Untersuchungen weisen darauf hin, daß die Zirbeldrüse, die Glandula pinealis, nicht nur eine Hemmung auf den Genitalapparat ausübt, sondern auch eine Wirkung auf die Vasomotoren der Haut hat, wodurch sie zu einem Organe der Wärmeregulierung wird (O. Marburg)[1]. Andere Arbeiten lassen vermuten, daß auch die Thymus, deren Antagonismus zu den entwicklungsfördernden Hormonen der Thyreoidea und Hypophyse länger bekannt ist, einen direkten Einfluß auf die Haut nimmt, da es bei einer Hypofunktion der Drüse zu einer Parakeratose, einer mangelhaften Verhornung zu kommen scheint, die zur Erklärung der Psoriasis verwendet wird (W. Brock)[2].

Halten wir die experimentell erhobenen Befunde mit den klinischen Bildern zusammen, die sichere Folgen der Funktionsstörung der endokrinen Drüsen darstellen und mit jenen Beobachtungen, die wir in den verschiedenen Lebensaltern, bei der Entwicklung und Rückbildung der Geschlechtsorgane machen, so müssen wir eine Abhängigkeit der Haut von der inneren Sekretion als erwiesen annehmen, wenn wir uns auch über die Beziehungen noch nicht vollständig klar sind. Wir müssen vielleicht auch damit rechnen, daß die Haut als Organ selbst wichtige, noch nicht genügend gewürdigte biologische Funktionen für den Gesamtorganismus hat, indem sie als oberflächliche Decke in erster Linie den Kampf gegen von außen eindringende Infektionserreger aufnimmt, sie ganz oder wenigstens teilweise vernichtet und dadurch lebenswichtige innere Organe

---

[1] O. Marburg, Arbeiten aus dem neurologischen Institute. Wien. XXIII. Bd., 1. Heft, 1920.

[2] W. Brock, Strahlentherapie. Bd. XI, S. 563, 1920.

vor den Krankheitskeimen bewahrt (Br. Bloch)[1]), so daß eine
nach innen gerichtete Schutzfunktion der Haut besteht (Eso-
phylaxie von E. Hoffmann)[2]). Wir werden vielleicht zu der
Ansicht gedrängt werden, daß die Haut selbst ein Organ mit
innerer Sekretion ist, das mit den anderen endokrinen Organen,
den Drüsen, ebenso in Korrelation steht, wie diese selbst unter-
einander. Diese Hypothese wäre eine weitere Stütze für die
Richtigkeit meiner Ansicht, daß eine gesunde Haut für den
Gesamtorganismus nötig ist, und daß auch ein gesunder Mensch
stets eine gesunde Haut hat.

Die Annahme liegt nahe, daß in ähnlicher Weise wie der
Gesamtstoffwechsel die chemische Zusammensetzung der Haut
und damit ihre Reaktion bedingt, auch die Tätigkeit der endokrinen Drüsen die Lebensvorgänge der Haut beeinflußt und
die biologische Disposition schafft. Man kann es sehr gut verstehen, daß auch der Stoffwechsel der Organe mit innerer
Sekretion die Empfindlichkeit der Haut gegen äußere Einflüsse,
die Blutverteilung, die Tätigkeit der Drüsen usw., wie auch
das Verhalten des Gewebes gegenüber der Ansiedlung von
Mikroorganismen bestimmt, denen unter geänderten Umständen
besonders gute Lebensbedingungen geboten werden können.

Eine Organtherapie bei Hautkrankheiten kann von verschiedenen Gesichtspunkten aus durchgeführt werden. Man
wird Hormone natürlich besonders in jenen Fällen zuführen,
in denen die Abhängigkeit der Hautveränderungen von der
inneren Sekretion erwiesen ist; deren sind aber nur wenige.
Wir werden sie geben, wenn wir spezielle Wirkungen auslösen
wollen, so z. B. Adrenalin bei Entzündungen und bei Blutungen
auf Grund der gefäßverengenden Eigenschaften des Mittels. Man
wird Schilddrüsensubstanz anwenden bei Ödemen, um die
Resorptionsverhältnisse des Gewebes zu steigern und die Abheilung eines entzündlichen Prozesses günstig zu beeinflussen.
Dies kann bei Sklerodermie gut wirken, während bei den torpiden Hautaffektionen die Anregung des Hautstoffwechsels über-

<hr>

[1]) Br. Bloch, Stoffwechsel und Immunitätsprobleme in der Dermatologie, Akademische Antrittsvorlesung. Corr.-Blatt für Schweizer
Ärzte 1917, Nr. 31.

[2]) E. Hoffmann, Dermat. Zeitschr. 1919, Bd. 28, Heft 5.

haupt, bei Psoriasis und manchen Ekzemen die Steigerung der Abbauprozesse durch das Hormon in Betracht zu ziehen wäre.

Man wird aber auch in Fällen, bei denen derzeit kein ätiologischer Zusammenhang mit der inneren Sekretion erweisbar ist und bei denen wir keine spezifischen Wirkungen auf das Gewebe auslösen, Erfolge von einer Organtherapie erwarten dürfen, wenn nur die Zufuhr des Hormons im Interesse des Gesamtorganismus ist und der Kranke dessen im allgemeinen bedarf. Man wird stets den ganzen Menschen betrachten müssen, denn gerade auf diesem Gebiete unserer Disziplin ist es sehr wichtig, daß der Dermatologe nicht nur Facharzt für Hautkrankheiten ist, sondern auch etwas von der Allgemeinmedizin versteht. Ich konnte zeigen, daß die verschiedensten Erkrankungen, Dermatitis, Ekzem, Pruritus, Prurigo, Furunkulose, Akne, Rosacea durch Organtherapie gut zu beeinflussen, ja auszuheilen sind, wenn man dem Körper jenes Hormon bietet, das er benötigt. Das gilt natürlich nicht für alle Fälle der genannten Krankheiten, denn ein Erythem, ein Ekzem, eine Furunkulose oder andere Hautveränderung kann in jedem Lebensalter, in der Pubertät, in der Vollentwicklung oder zur Zeit der Rückbildung auch auf Anomalien des Stoffwechsels, auf Störungen der Magen- und Darmfunktionen usw. beruhen. Man kann daher erst durch genaue Analyse des Falles, oft nur durch Ausschließen anderer Ursachen, zu der Ansicht kommen, daß die erhöhte Entzündungsbereitschaft der Haut, ihre abnorme Zirkulation und Drüsentätigkeit, ihr Verhalten gegenüber den Mikroorganismen mit Störungen der inneren Sekretion zusammenhängen kann und daß die Krankheitserscheinungen dadurch bedingt sind, daß der Gesamtorganismus der Zufuhr eines bestimmten Hormones bedarf. Wir werden bei jugendlichen, minder entwickelten Individuen von den wachstumsteigernden Eigenschaften der Thyreoidea oder der Hypophyse Gebrauch machen und wir werden bei denselben Erkrankungen, wenn sie zur Zeit der Rückbildung, im Klimakterium, in der Seneszenz oder frühzeitig nach operativen Eingriffen auftreten, Ersatz für das fehlende Sekret der Geschlechtsdrüsen geben. Man kann dann durch ganz verschiedene Hormone bei den gleichen Hautaffektionen Erfolg haben, da es nur darauf ankommt, daß dem Organismus jenes geboten wird, dessen er bedarf, da wir durch unser Eingreifen dem Körper nachhelfen, den Stoffwechsel anregen oder fehlende Stoffe ersetzen müssen.

Ich will ein Beispiel anführen: ich sah den Pruritus vulvae eines 14jährigen, noch nicht menstruierten Kindes durch Thyreoideatherapie vollständig ausheilen; die Behandlung führte zu einer raschen Entwicklung des Mädchens in jeder Richtung. Bei dem Pruritus vulvae einer älteren Frau erreichte ich die Genesung durch Zufuhr von Ovarialsubstanz. In dem einen Falle Anregung der Tätigkeit der Keimdrüsen, Wachstumförderung, in dem anderen Ersatz für das ausgefallene Sekret der rückgebildeten Organe. Wir können bei den in Betracht kommenden Fällen zwei Gruppen unterscheiden. Die erste betrifft jene Personen, bei denen wir Symptome finden, die auf ein Zurückbleiben oder Zurückbilden endokriner Drüsen hindeuten, also alle minder entwickelten Individuen, alle jene Krankheitsformen, die man als Myxoedeme fruste, als Infantilismus oder als Hypothyreoidismus aufzufassen hat. Bei ihnen werden wir von dem großen Einflusse Gebrauch machen, den die Schilddrüse auf andere endokrine Drüsen, insbesondere auf die Geschlechtssphäre ausübt. Statt der Thyreoidea kann man ebenso auch die Hypophysenextrakte anwenden, die ja eine ähnliche Wirkung wie die Schilddrüsensubstanzen auf die Entwicklung haben. Vom Hypophysin sind auch bereits gute Erfolge mitgeteilt worden und es bietet auch gegenüber der Thyreoideatherapie den Vorteil, daß seine Anwendung ganz ungefährlich ist.

Die zweite Gruppe von Erkrankungen umfaßt jene Fälle, bei denen Rückbildungserscheinungen der Keimdrüsen bestehen, also im Klimakterium, bei Seneszenz oder bei frühzeitigem Auftreten nach operativen Eingriffen. Bei ihnen muß Ersatz für die fehlenden Stoffe in Form der betreffenden Hormone geschaffen werden. Die Behandlung muß zur Erreichung von Dauererfolgen manchmal wiederholt werden, während dies bei der ersten Gruppe, die mit Erreichung der Entwicklung ausheilen, nicht nötig wird.

Wir müssen aber zugestehen, daß wir in bezug auf die Vorgänge, die von der Tätigkeit der Drüsen mit innerer Sekretion und ihren Beziehungen zu einander abhängig sind, erst im Beginne der Erkenntnis stehen. Wir können derzeit auch nur die Hormone der Thyreoidea, der Hypophyse und der Keimdrüsen halbwegs richtig anwenden, das Adrenalin nur symptomatisch geben, während wir über die Wirkung der Epiphyse, der Thymus, des Pankreas und der Epithelkörperchen auf die Lebensvorgänge der Haut noch kaum Kenntnisse besitzen.

Ich habe bei meinen klinischen Arbeiten die Organtherapie häufig mit Kolloidtherapie kombiniert und damit besonders gute Erfahrungen gemacht. Ich bin zu der Ansicht gekommen, daß wir im Aderlaß und in der Anwendung von Eigenserum Methoden besitzen, die auf die Tätigkeit der endokrinen Drüsen einen guten Einfluß ausüben und als »Regulatoren« vielleicht auch in den Beziehungen der einzelnen Organe zu einander wirken. Jedenfalls regt diese Art der Kolloidtherapie die innere Sekretion an und ist auch in den Fällen am Platze, in denen wir uns vielleicht nicht darüber klar sind, welches Hormon wir dem Körper zuführen sollen; besonders gilt dies für manche Menstruationsanomalien und die Erkrankungen während der Gravidität und im Wochenbette, soweit sie mit den Zuständen der inneren Sekretion zusammenhängen.

Methoden und Medikamente der äußerlichen Behandlung.

Es ist kein Zufall, daß die Methoden an erster Stelle stehen, die Medikamente erst nach ihnen angeführt werden. In der internen Medizin ist es nicht gleichgültig, in welcher Art, in welchem Vehikel, ob als Pillen oder Pulver und mit welchen Zusätzen ein Mittel gegeben wird. In der Dermatologie ist die Anwendungsweise noch viel wichtiger, ja sie kann allein als Heilfaktor in Betracht kommen. Daher sind die Methoden der externen Therapie an und für sich ein Teil der Pharmakologie der Haut. Meine Tätigkeit als Facharzt durch 25 Jahre hat mir erwiesen, daß die meisten Fehler der Behandlung nicht so sehr in der Wahl der Mittel, als in der Art der Anwendung gemacht werden. Die Ansicht, daß die Methode in der Dermatotherapie wichtiger ist als das Medikament, ist nicht allgemein verbreitet und deshalb muß ich näher auf diese Frage eingehen. Wir unterscheiden im wesentlichen bei der Behandlung der Hautkrankheiten folgende Anwendungsweisen der Mittel.

1. Waschungen, Bäder, Umschläge und Spray (selten angewendet).
2. Streupulver.
3. Firnisse, Tinkturen, Schüttelmixturen.
4. Salben.
5. Pasten.
6. Pflaster.

1. **Waschungen, Bäder und Umschläge** führen zu einer Entfernung der Sekrete der Haut und der sekundären Krankheitsprodukte, der Schuppen, Krusten und Borken; bei Waschungen und Bädern bleibt die Wirkung der in ihnen enthaltenen Mittel eine oberflächliche, während sie bei Umschlägen, besonders bei Dunstverbänden, sich in die Tiefe erstrecken kann. Das Wasser, das meistens verwendet wird, kommt fast

als Medikament in Betracht. Es bringt die Zellen der Oberhaut zur Quellung, wodurch es zu einer Stauung des Saftstromes in der Haut kommt, da nach Ausscheidung der wässrigen Bestandteile die fettigen die erweichte Hornschichte imbibieren. Je nach der Temperatur wirkt das Wasser verschieden. Kaltes Wasser bedingt eine Abkühlung der Haut, eine Kontraktion ihrer Gefäße, es führt daher zu einer Steigerung der Triebkraft des Herzens, zu einer Beschleunigung des Blutstromes. Warmes Wasser führt zu einer Erweiterung der Hautgefäße, einer Vermehrung der Blutmenge und einer starken Erweichung der Oberhautschichten. Heißes Wasser bewirkt bei kurzer Einwirkung länger dauernde Zusammenziehung der Hautgefäße; es ist das beste Gefäßkontrahens. Wir erreichen durch Waschungen, Bäder und Umschläge eine Erweichung der obersten Schichten der Haut, eine gute Wirkung der Mittel und wir können durch die Art der Anwendung die Blutverteilung in der Haut, die Gefäße beeinflussen. Wir verwenden diese Methoden nicht nur bei der akuten Entzündung, sondern auch bei chronischen Prozessen.

2. Streupulver entfaltet auf der Haut eine Saugwirkung, indem es die Sekrete an sich zieht, und dadurch den Saftstrom und die Wasserverdunstung steigert. Es bedingt dadurch eine Verkleinerung der Blutgefäße. Außerdem bildet es auf der Haut eine Schutzdecke.

Es wirkt entzündungswidrig. Die Nachteile des Puders sind die schwache Wirksamkeit und der Umstand, daß er bei Steigerung der Entzündung und Eintreten von Exsudation durch Verbacken mit der ausgetretenen Flüssigkeit zur Bildung sekundärer Krankheitsprodukte führt.

3. Tinkturen, Firnisse und Schüttelmixturen. Tinkturen sind Lösungen von Medikamenten in Wasser, Alkohol, Äther u. a. Lösungsmitteln. Bei ihnen kommt besonders die Wirkung des Medikamentes in Betracht[1].

Firnisse sind Flüssigkeiten, die, auf die Haut gepinselt, auf

---

[1] Es ist das große Verdienst Unnas und seiner Schule, die Analyse der Wirkung der einzelnen Medikamente auf gesunde und kranke Haut durchgeführt zu haben. Erst dadurch wurde eine exakte, wissenschaftliche externe Dermatotherapie ermöglicht.

ihr eine trockene Decke bilden. Wir unterscheiden wasserlösliche und wasserunlösliche Firnisse.

Alle Firnisse bilden auf der Haut eine Schutzdecke und üben einen leichten Druck auf sie aus, wodurch sie zu einer Kontraktion der Gefäße führen. Die wasserlöslichen Firnisse (Gelanth, Linimentum exsiccans Pick, Ung. caseini, Zinkleim, Bleiliniment Boeck, Thiolfirnis) gestatten einen Durchtritt der wässrigen Hautsekrete, während die wasserunlöslichen Firnisse (Traumaticin, Collodium, Filmogen u. a. m.) dies nicht zulassen.

Die Schüttelmixturen sind Aufschwemmungen von Pudern in Flüssigkeiten, Wasser, Alkohol oder öligen Substanzen. Sie verbinden die Wirkungen des Streupulvers mit der des Vehikels, in dem sie angewendet werden; sie weisen Vor- und Nachteile besonders der Puderbehandlung auf.

4. Salben, insbesondere Fette führen, da sie die Oberhautzellen durchsetzen und zur Quellung bringen, zu einer Zurückhaltung der Hautsekrete, zu einer Verlangsamung der Wasserverdunstung, zu einer Verminderung der Wärmeabgabe. Dagegen bieten sie den Vorteil, die auf der Haut lagernden sekundären Krankheitsprodukte und die Hornschichte zu erweichen und durch die Imbibition der obersten Zellen das Eindringen von Medikamenten in die Haut zu befördern.

Die Nachteile der Salben kann man zum Teile aufheben; die Verminderung des Saftstromes der Haut dadurch, daß man ihnen Substanzen zusetzt, die Flüssigkeit adsorbieren, wie Streupulver (s. Pasten) oder einige Prozente des sehr hygroskopischen Glyzerins; die Verminderung der Wärmeabgabe dadurch, daß man diese durch Umschläge, die über die Salbe gelegt und oft gewechselt werden, steigert. Auch der Zusatz von Flüssigkeiten zu den Salben (sog. Kühlsalben) verringert die Nachteile.

5. Pasten sind Mischungen von Streupulvern und Fetten; sie verbinden daher die Vorteile beider Methoden miteinander, die Saugwirkung des Puders mit der erweichenden Wirkung der Salbe. Die Zurückhaltung der Hautsekrete, die bei ihr in vielen Fällen ein unangenehmer Erfolg ist, kommt weniger in Betracht, sie wird zum großen Teile durch den Gehalt an Streupulver aufgehoben. Die Pasten bilden, auf die Haut aufgestrichen und trocken gestreut oder als Verband eine gute, schützende Decke und üben einen leichten Druck aus.

6. Pflaster werden außer als Deck-
mittel besonders zu einer energischen
Einwirkung der in ihnen enthaltenen
Medikamente verwendet.

1. Waschungen, Bäder, Umschläge
2. Streupulver
3. Firnisse, Tinkturen, Schüttelmixturen
4. Salben
5. Pasten
6. Pflaster

Ich will meine Ansicht über die her-
vorragende Wichtigkeit der Methoden
an einigen Beispielen begründen.
Nehmen wir eine akute Entzündung
der Haut, 1. Stadium, Rötung und leichte Schwellung an.

Zur Einleitung einer Therapie müssen wir feststellen, welche
anatomische Veränderung in dem betreffenden Falle vorliegt;
wir müssen lernen, uns aus dem klinischen Bilde das anatomische Bild der Krankheit zu entwerfen. In diesem Falle bestehen Erweiterung der Gefäße, vermehrte Exsudation und
etwas seröse Durchtränkung des Gewebes. Was wollen wir erreichen? Rückbildung der Entzündung, Verminderung des vermehrten Blutzuflusses, Verengerung der Gefäße. Weiterhin
sollen wir nicht nur alle Schädlichkeiten abhalten, sondern
der kranken Haut auch eine schützende Decke geben. Was
müssen wir vermeiden? Steigerung der Entzündung durch unzweckmäßige Behandlung; außerdem müssen wir auch daran
denken, daß der Prozeß noch im Anfange ist, und daß es
auch ohne jedes Zutun unsererseits zu stärkerer Exsudation,
zu stärkerer Schwellung, zu Bläschenbildung mit all ihren
Folgen kommen kann.

Ich habe die Erfahrung gemacht, daß man am besten fährt,
wenn man sich an der Hand des Schemas darüber klar wird,
welche Methoden man anwenden darf.

Waschungen, Umschläge, Bäder usw. können als Methode
keinen Schaden anrichten. Wenn die Entzündung nicht sehr
stark ist, sind Umschläge vielleicht nicht nötig und es können
auch Waschungen und Betupfungen genügen.

Streupulver können angewendet werden; sie wirken entzündungswidrig, steigern den Saftstrom und die Wasserverdunstung und bilden eine schützende Decke; sie haben nur
einen Nachteil: ist der Prozeß erst im Ansteigen, kommt es
zu Bläschenbildung und Nässen, so werden sekundäre Krank-

> 1. Waschungen, Bäder, Umschläge
> 2. Streupulver
> 3. Firnisse, Tinkturen, Schüttelmixturen
> 4. Salben
> 5. Pasten
> 6. Pflaster

heitsprodukte entstehen, da der Puder sich mit der ausgetretenen Flüssigkeit verbäckt; das soll vermieden werden.

Von den Firnissen dürfen nur wasserlösliche angewendet werden, die den Durchtritt der Hautsekrete erlauben; alle wasserunlöslichen können durch Zurückhaltung dieser im Gewebe die Krankheitsvorgänge steigern. Tinkturen mit geeigneten Mitteln sind gestattet. Schüttelmixturen, Aufschwemmungen von Streupulver in Flüssigkeiten, bieten Vor- und Nachteil des auf der Haut zurückbleibenden Streupulvers, sind aber mit passendem Vehikel erlaubt.

Salben sind nicht angezeigt, denn sie führen zur Zurückhaltung der Hautsekrete, zur Verminderung der Wärmeabgabe usw. und damit meist zur Steigerung der Entzündung. Es ist auch kein zwingender Grund für ihre Anwendung vorhanden, da eine der wichtigsten Indikationen, die sekundären Krankheitsprodukte, fehlen. Ausgenommen sind die sogenannten Kühlsalben, Fettgemische, in denen entzündungswidrige Flüssigkeiten enthalten sind, da bei diesen ein Abfluß der Sekrete möglich ist.

Pasten sind eher anzuwenden als Salben, da bei ihnen durch die Saugwirkung des Puders der schlechte Einfluß der Salbe etwas ausgeglichen wird, indem sie eine schützende Decke bilden und einen leichten Druck ausüben. Doch besteht auch bei ihnen die Gefahr, daß die Salbenwirkung zur Steigerung der Entzündung führt und daß das in ihnen enthaltene Streupulver bei Zunahme der Exsudation die Bildung sekundärer Krankheitsprodukte begünstigt.

Die Pflaster sind kontraindiziert, da sie zu stark reizen.

Wir werden also in dem angeführten Beispiele, Rötung und leichte Schwellung der Haut, Entzündung im 1. Stadium Waschungen, Umschläge, Streupulver, wasserlösliche Firnisse und Schüttelmixturen geben können, dagegen Salben und Pflaster vermeiden und auch Pasten kaum anwenden.

Nehmen wir ein 2. Beispiel; akute Entzündung der Haut, Rötung, Schwellung und Bläschenbildung. Anatomisch: Er-

weiterung der Gefäße mit starker Exsudation, die auf das Rete überge-
griffen hat.

1. Waschungen, Bäder,
   Umschläge
2. Streupulver
3. Firnisse, Tinkturen,
   Schüttelmixturen
4. Salben
5. Pasten
6. Pflaster

Was wollen wir erreichen, was
müssen wir vermeiden? Erreichen
wollen wir Rückbildung der Entzündung, vermeiden wollen wir ihre Steigerung und die Bildung sekundärer
Krankheitsprodukte.

Umschläge, Waschungen usw. sind angezeigt.

Streupulver sind verboten; sie können die Entzündung
nicht mehr rückbilden und führen durch Verbacken mit dem
Sekrete zur Bildung von Krusten.

Firnisse, Tinkturen und Schüttelmixturen sind nicht am
Platze; die ersten zwei können keine Wirkung mehr entfalten,
die Aufschwemmungen von Streupulvern würden zur Bildung
sekundärer Krankheitsprodukte führen.

Salben steigern infolge Zurückhaltung der Sekrete und der
Verminderung der Wärmeabgabe die Entzündung; höchstens
Kühlsalben sind anwendbar.

Pasten sind als Gemische von Fetten mit Streupulvern
doppelt abzulehnen, ebenso Pflaster.

In dem 2. Beispiele, akute Entzündung mit Bläschenbildung
sind Streupulver, Firnisse, Schüttelmixturen, Pasten, Pflaster
auszuschließen und auch Salben nur bedingt anzuwenden; es
bleiben also Umschläge und Waschungen.

Nehmen wir ein 3. Beispiel:
Akute, nässende Hautentzündung. Anatomisch besteht Erweiterung der Gefäße, starke Exsudation, Schwellung der Papillen,
seröse Durchtränkung auch des Rete, Fehlen der Hornschichte.
Was wollen wir erreichen? Was müssen wir vermeiden?
Dasselbe wie in Beispiel 2. Es sind daher dieselben Methoden
wie bei diesem anzuwenden.

4. Beispiel: Akute Entzündung der Haut; sie ist geschwollen,
gerötet, der Oberhaut beraubt, teils nässend, teils mit Krusten
und Borken bedeckt. Anatomisch: ähnlich wie in Beispiel 3;
nur bestehen Sekretauflagerungen am Rete.

1. Waschungen, Bäder, Umschläge
2. Streupulver
3. Firnisse, Tinkturen, Schüttelmixturen
4. Salben
5. Pasten
6. Pflaster

Was wollen wir erreichen? was müssen wir vermeiden? Erreichen wollen wir in erster Linie die Entfernung der sekundären Krankheitsprodukte, weiterhin die Rückbildung der Entzündung; vermeiden müssen wir alles, was die Bildung der Krusten begünstigt.

Anzuwenden sind Waschungen, Bäder, Umschläge.

Streupulver dagegen nicht, da sie zur Bildung sekundärer Krankheitsprodukte führen. Ebenso sind Firnisse, Tinkturen und Schüttelmixturen abzulehnen, da sie wirkungslos sind oder dieselben Nachteile aufweisen.

Salben dagegen sind behufs Entfernung der sekundären Krankheitsprodukte zu geben, während Pasten wegen ihres Gehaltes an Streupulver weniger am Platze sind. Die Pflaster sind auszuschließen, da sie die Entzündung steigern würden.

Wir können also nur Umschläge und ähnliches sowie Salben geben.

5. Beispiel: chronische Entzündung mit Verdickung der Haut und starker Schuppenbildung; anatomisch Entzündung und Hyperkeratose. Erreichen wollen wir in erster Linie die Entfernung der sekundären Krankheitsprodukte, dann Erweichung der Oberhaut und Tiefenwirkung der Mittel behufs Rückbildung der Entzündung; vermeiden müssen wir die Vermehrung der Schuppenbildung.

Waschungen, Bäder, Umschläge sind angezeigt, denn sie entfernen die Krankheitsprodukte und erweichen die Haut, Streupulver dagegen nicht, da sie zur Vermehrung der Schuppenbildung führen.

Firnisse, Tinkturen, Schüttelmixturen sind infolge der aufliegenden Schuppen oft wirkungslos und würden die Bildung dieser begünstigen.

Salben sind mit Vorteil anzuwenden, denn sie entfernen die Auflagerungen, erweichen die Haut und bedingen eine Tiefenwirkung der Mittel, während Pasten durch ihren Pudergehalt die Schuppenbildung vermehren können.

Pflasteranwendung ist, obwohl indiziert, fast nur bei kleinen Herden möglich.

Anzuwenden sind in diesem Falle Waschungen, Bäder, Umschläge und Salben, eventuell Pflaster; nicht angezeigt sind Streupulver, Firnisse, Tinkturen, Schüttelmixturen und Pasten.

Diese Beispiele ergeben, daß die richtige Wahl der Methode die grundlegende Bedingung für den Erfolg ist, ja ihn allein schon verbürgen kann, die Wahl des Medikamentes kommt erst in zweiter Linie; sie stellt eine Feinheit der Behandlung dar, die aber nur bei richtiger Anwendungsweise zur vollen Geltung kommen kann.

Zur Beurteilung der Medikamente muß man sich zwei Sätze gut einprägen:

1. Es gibt kein Medikament für irgend eine Hautkrankheit. Es ist ein Unding z. B. von Ekzem- und Psoriasismitteln zu sprechen. Jede der in Betracht kommenden Substanzen kann bei jeder Hautkrankheit verwendet werden. Auch die stärkstwirkenden, wie z. B. Pyrogallol und Chrysarobin, die eigentlich für die Psoriasis reserviert erscheinen, können mit Vorteil bei chronischen Ekzemen, Pilzerkrankungen u. a. gebraucht werden.

Es kommt immer nur darauf an, daß das Mittel am richtigen Platze in richtiger Art und Weise angewendet wird.

2. Kein einziges der uns zur Verfügung stehenden Mittel entfaltet nur eine Wirkungsweise auf die Haut, sondern stets mehrere, ja sogar bei verschiedener Konzentration oft ganz entgegengesetzte. Man muß sich daher stets die Komponente heraussuchen, deren man in dem betreffenden Falle bedarf.

Wir teilen die Medikamente nach ihrer Wirkung auf die normale Haut ein.

Nach dem Einflusse, den sie auf die Hornschichte und auf die Verhornung ausüben, unterscheiden wir keratolytische, die Hornschichte erweichende und keratoplastische, Hornschicht bildende Substanzen.

Keratolytische Medikamente.

Die Erweichung der Hornschichte erfolgt am einfachsten durch **Wasser**, besonders in höherer Temperatur. Es dient also nicht nur als Methode, Waschung, Umschlag oder Bad, sondern auch als Medikament und es bedingt durch die Auflockerung der obersten Schichten eine energischere Einwirkung der mit ihm zur Anwendung gelangenden anderen Mittel. Eben dasselbe gilt von allen Fetten, die als Umschläge, Salben oder Pasten verwendet werden. Gut keratolytisch wirken auch die Alkalien, **Kali carbonicum, Pottasche** und **Natrium carbonicum, Soda,** wie auch die alkalihaltigen **Seifen.** Sie emulgieren die Hautfette, wodurch diese leichter entfernt werden können und erweichen die Oberhaut, wobei sie andere Mittel zu besserer Resorption bringen. In starker Konzentration und bei langer Einwirkung lockern Soda, Pottasche und die Seifen die Hornschichte zu stark, führen zur Reizung der sensiblen Nervenendigungen und zur Entzündung. Man verwendet Kalium und Natrium carbonicum meist als 2—5%igen Zusatz zu erweichenden Salben, selten zu Umschlägen, öfter zu Bädern behufs Vorbereitung der Haut für andere Behandlungen (Sodabad, $^{1}/_{2}$—1 kg pro balneo vor der Skabieskur, bei Psoriasis). Die Seifen werden außer zur Reinigung zur energischen Abschuppung der Haut gebraucht (Einreibungen mit Sapo viridis bei oberflächlicher Trichophytie), wobei man sich freilich infolge Reizung der Hautnerven auf starke Reaktionen (Schüttelfrost!) gefaßt machen muß; außerdem als Zusatz zu Salben, um deren Wirksamkeit zu steigern (Naftapräparate, Ung. Wilkinson, Skabiessalben).

Gut keratolytisch wirken auch die **Schwefelalkalien** und der **Schwefel** in starker Konzentration (über 5%), wahrscheinlich durch Bildung von Schwefelwasserstoff. Man verwendet besonders das Kalium sulfuratum als Badezusatz (50—200 g pro balneo). Das Schwefelkalzium dient auf Grund der energischen Erweichung der Hornmassen als Enthaarungsmittel, der Schwefel selbst in starker Konzentration (5—15%) als Zusatz zu antiparasitären Salben. Die bisher angeführten Mittel haben außer Keratolyse oft Entzündung im Gefolge; auch **Acidum aceticum, Essigsäure,** hat oft diese Nebenwirkung und wird nur selten in diluierter Form als 5—15%iger Zusatz zu Salben genommen. Häufiger noch wird Essig, 6% Essigsäure enthaltend, zu Waschungen bei pruriginösen oder parasitären Prozessen (Nisse!) behufs Erweichung verwendet. Acetum aromaticum wirkt infolge von Ozonentwicklung beim Verdunsten bleichend auf die Haut; Acetum pyrolignosum, Holzessig, wirkt infolge der in ihm enthaltenen teerartigen Substanzen nicht keratolytisch, sondern keratoplastisch. Die einzigen Mittel, die keratolytische Fähigkeiten aufweisen, ohne zu reizen, sind Borax und die Salizylsäure. Das Natrium boracicum wirkt außerordentlich milde und wird daher 3—10%ig besonders kosmetisch verwendet. Das Acidum salicylicum, die Orthooxybenzoesäure, aber hat bereits in schwacher Konzentration starke Hornschicht erweichende Eigenschaften. Außerdem ist sie ein starkes Antiseptikum, das in der Wirksamkeit kaum dem Phenole nachsteht; die Salizylsäure wirkt sekretionsbeschränkend und wahrscheinlich infolge spezifischer Einflußnahme auf die Leukozyten entzündungshemmend. Dabei ist sie relativ ungiftig, denn Intoxikationserscheinungen gehen vorüber, ohne zu schweren Schädigungen zu führen. Es ist daher verständlich, daß das Salizyl in allen Rezepten immer wiederkehrt, als einziges Mittel, das energische Keratolyse ohne Nebenwirkungen entfaltet, das antiparasitär wirkt ohne dabei zu reizen, die Sekretion beschränkt und Entzündungen hemmt. Es wird nicht nur auf Grund der ihm angehörenden Eigenschaften bei den verschiedensten Prozessen als entzündungswidriges Mittel und behufs Abschuppung der Haut auch zu Schälkuren verwendet, sondern auch anderen Medikationen zugesetzt, um durch Keratolyse ihre Wirkung zu steigern. Der einzige Nachteil der Salizylsäure ist, daß sie beinahe unlöslich in Wasser ist, so daß sie höchstens als eine $^1/_3$%ige Lösung zu Umschlägen verwendet werden kann (Prurigotherapie der Kinderärzte).

Keratoplastische Medikamente.

Das Gegenstück zur Salizylsäure in ihrer Wirkung auf die Haut ist die Borsäure. Sie wirkt, ohne die Haut im geringsten zu reizen, leicht Hornschichte bildend. Es ist daher verständlich, wenn Acidum boricum ebenso in allen Wässern, Streupulvern, alkoholischen Lösungen, Salben, Pasten usw. als 3—10%iger Zusatz erscheint, wie das Acidum salicylicum. Dieses ergibt

Keratolyse, jene Keratoplastik ohne unangenehme Nebenwirkungen.

Alle anderen keratoplastisch wirkenden Medikamente sind zugleich reduzierende Mittel; s. diese. Nur bei einigen, schwach reduzierend wirkenden Substanzen überwiegt die keratoplastische Komponente, so daß sie, ohne bei akuten Prozessen die Entzündung zu steigern, zur Anregung der Hornschichtbildung verwendet werden können. Es sind dies das Ichthyol und alle ihm nahe stehenden Mittel, das Thiol, Thigenol und Tumenol u. a. mehr. Das am stärksten wirkende ist Ammoniumsulfo-ichthyolicum, das als $^1/_2$—1%ige Lösung oder Salbe angewendet wird. Diese Gruppe von Mitteln führt zur Bildung einer braunen, fest zusammenhängenden Hornschichte; ich mache darauf aufmerksam, daß gerade diese Eigenschaft manchmal bei exsudativen Prozessen eine Steigerung der Entzündung bedingt, da kein Abströmen des Sekretes stattfinden kann, weil es in der Haut zurückgehalten wird. Zu einer hiervon ganz verschiedenen obersten Decke führt ein anderes reduzierendes Mittel, das wir auch gut zur Keratoplastik verwenden, das Resorzin. In ganz schwacher, $^1/_4$—1%iger Lösung führt es zur Bildung einer aus kernhaltigen, lose zusammenhängenden Zellen bestehenden Hornschichte, die den Durchtritt von Flüssigkeit aus der Tiefe gestattet, so daß der Fehler der Sekretretention vermieden wird. Freilich hat es gegenüber dem Ichthyol und seinen Verwandten, die alle ungiftig sind, den Nachteil, daß es als Metadioxybenzol, als zweiwertiges Phenol bei Anwendung auf großen Flächen Vergiftungen hervorrufen kann.

Adstringierende Medikamente.

Adstringierend wirken alle Stoffe, die mit den albuminoiden Bestandteilen der Zellen und Zellsekrete mehr oder minder feste, in neutralen oder schwach sauren Medien unlösliche Kolloidverbindungen bilden. Sie führen damit zu einer Koagulation an der Oberfläche und weiterhin, da sie auch eine gewisse Tiefenwirkung entfalten, zu einer Einschränkung der Sekretion der Drüsen, zu einer Verstopfung der Gewebsspalten und zu einer Abdichtung der Gefäße (H. H. Meyer). Sie bilden auf diese Weise eine Schutzdecke auf den erkrankten Partien und wirken entzündungswidrig.

Adstringentien gibt es eine außerordentlich große Anzahl; es sollen nur jene angeführt werden, die in der Dermatotherapie häufig Verwendung finden. Das Acidum tannicum, die Gerbsäure, wird als 1—5%ige Lösung, seltener als Salbe, in Verbindung mit Formaldehyd als Tannoform angewendet. Zu Bädern werden meist Abkochungen von Eichenrinde zugesetzt.

Von den Metallsalzen sind Bismutum subnitricum, wie auch das Bismutum oxychloratum, das außerdem auch entfärbend wirkt, als 5—20%ige Zusätze zu Streupulvern und Pasten in Gebrauch. Die anderen Wismutverbindungen, das Dermatol, Bismutum subgallicum, das Xeroform, Tribromphenolwismut, das Airol, Wismutoxyjodidgallat, werden seltener behufs Einschränkung der Sekretion, als zur Wundheilung verwendet.

Eines der am meisten gebrauchten Adstringentien, bei dem man oft nur nicht an die Wirkung denkt, ist das Zinkoxyd, das Zincum oxydatum, das als Zusatz zu Pudern und Pasten verwendet wird; weiterhin die Bleiglätte, Plumbum oxydatum, Lithargyrum, ein Bestandteil des Emplastrum Lithargyri-Diachylon simplex und des Unguentum Diachylon, dessen gute Wirkung auf die glückliche Vereinigung der Adstringierung und Erweichung der Haut zurückgeführt werden muß; das Bleiweiß, Plumbum carbonicum, Cerussa, im Emplastrum cerussae verwendet. Häufiger wird der Bleizucker, Plumbum aceticum gebraucht und zwar als 1%ige Lösung, Liquor Plumbi subacetici (Pharm. Germ.), als Aqua Goulardi zu Umschlägen, seltener als Zusatz zu Salben und Linimenten. Eine glückliche Verbindung wurde geschaffen in der alten Vorschrift der essigsauren Tonerde der österreichischen Arzneimittellehre, Alumen crudum 5,0 Plumbum aceticum basicum solutum 25,0 Aqua destillata 500,0, in der die Wirkung des allein wenig gebrauchten Alauns mit der der Bleisalze vereinigt wird. Diese Mischung ist der neuen Vorschrift der Pharm. Austr. vorzuziehen, bei der Aluminium sulfuricum in Wasser durch Zusatz von Essigsäure gelöst, die Lösung durch Calcium carbonicum praecipitatum neutralisiert wird. Dieser Liquor Burowi enthält meist freie Essigsäure, gelatiniert beim Stehen und wird, da er leicht Reizung der Haut bedingt, meist in Verdünnung 1:10 Wasser verwendet. Dafür wirkt die Lösung stärker antiseptisch als die früher angegebene Mischung, ebenso wie das Alsol, ein Doppelsalz der Weinsäure und Essigsäure mit Tonerde. Ein gutes Adstringens ist auch das Calciumhydroxyd, das in Wasser zu 0,15% gelöst als Aqua Calcis verwendet wird und durch das sich niederschlagende Kalziumkarbonat eine mechanische Deckung bildet. Die Wirkung des Silbernitrats, des Argentum nitricum in schwacher Lösung beruht auf der Koagulation der obersten Schichten, während beim Formaldehyd hauptsächlich die sekretionsbeschränkende Wirkung in Betracht kommt.

Reduzierende Medikamente.

Unna hat als reduzierende Mittel verschiedene, zum Teil scheinbar ganz heterogene Medikamente zusammengefaßt, die alle die gemeinsame Eigenschaft haben durch Entziehung von Sauerstoff, also reduzierend, zu wirken. Dadurch führen sie an der Oberfläche der Haut zur Verhornung, während es in den tieferen Schichten zu einer Verkleinerung der Blutgefäße kommt.

Alle reduzierenden Mittel wirken also keratoplastisch, entzündungswidrig und adstringierend und infolge der geänderten Lebensbedingungen antiparasitär. Während bei den schwach reduzierenden Substanzen die Tiefenwirkung gegenüber der oberflächlichen zurücktritt, es also besonders zur Bildung von Hornschichte kommt, entfalten die stark reduzierenden einen Einfluß auf das Gewebe des Papillarkörpers, wobei sie imstande sind, Kollagen zu erweichen und dadurch chronische Entzündungen zur Rückbildung zu bringen.

Je stärker die Entziehung von Sauerstoff ist, um so eher kann eine Reizwirkung der Haut eintreten. Daher sind bei akuten Entzündungen nur die schwach reduzierenden Mittel zu verwenden, während die starken für die chronischen Prozesse reserviert bleiben.

Schwach reduzierende Substanzen sind: Ichthyol (ihm gleichartige Ersatzpräparate)[1] und seine Verwandten, Thiol, Thigenol, Tumenol. Bei ihnen allen dürfte der Gehalt an Schwefel eine wesentliche Rolle spielen, jedenfalls in bezug auf Tiefenwirkung und antiparasitäre Eigenschaften. Diese Gruppe von Medikamenten ist in schwacher Konzentration ($^1/_2$ — 1 — 3 %) besonders bei akuten Entzündungen anzuwenden; sie wirken

---

[1]) Petrosulfol, Cehasol.

dann stark verhornend und entzündungswidrig. In hoher Konzentration tritt die antiparasitäre Eigenschaft mehr hervor (Erysipel). Die Tiefenwirkung ist bei ihnen wenig ausgesprochen; sie sind daher bei chronischen Prozessen nicht gut zu verwenden.

Hier sind die Erdölpräparate, das Naftalan, das Petrolan und das Sapolan anzuschließen. Sie wirken entsprechend ihrer Zusammensetzung; Naftalan: 96% Naphta, 4% wasserfreie Seife; Petrolan: Ersatzpräparat der gleichen Kombination; Sapolan: 62% Naphta, 35% Lanolin, 3% Sapo viridis. Die Grundsubstanz wirkt milde reduzierend, also auch antiparasitär, der Seifengehalt ermöglicht mit dem Fette eine gute Durchdringung der Oberhaut. Die Keratoplastik ist aufgehoben. Da die Präparate nicht leicht Reizung bedingen, ungiftig sind und ganz gute Tiefenwirkung entfalten, sind sie als stark erweichende Mittel bei subakuten und chronischen Entzündungen und parasitären Prozessen besonders bei Kindern mit Vorteil zu verwenden.

In dieselbe Gruppe gehören die Quecksilbersalze, das Hydrargyrum praecipitatum album, weißes Präzipitat, und Hydrargyrum oxydatum flavum, gelbes Quecksilberoxydul (Unna-Leistikow). Bei ihnen tritt die antiparasitäre Eigenschaft stärker hervor als die anderen Wirkungen der reduzierenden Substanzen, wenn sie auch einen leicht entzündungswidrigen Einfluß entfalten. Sie werden als ungiftige Präparate besonders bei parasitären Prozessen und bei chronischen Entzündungen verwendet. Den Übergang zu den stark reduzierenden Stoffen bildet der Schwefel. Er wirkt in schwacher Konzentration (1—2%) keratoplastisch, leicht antiparasitär mit geringer Tiefenwirkung, in starker dagegen durch Bildung von Schwefelalkalien keratolytisch; dann entfaltet er auch stark antiparasitäre Eigenschaften und gute Tiefenwirkung. Dabei löst er aber auch leicht Reizerscheinungen aus. Man macht von seiner Eigenschaft, Hornschichte zu bilden, selten Gebrauch, da uns bessere Präparate zur Verfügung stehen und verwendet ihn hauptsächlich bei parasitären Erkrankungen und chronischen Entzündungen, bei denen die Reizwirkung nicht schadet, die keratolytische und antiparasitäre Komponente zur Heilung verwendet werden können.

Die stark reduzierenden Mittel sind Anthrarobin, Resorzin, Teer und das aus ihm bereitete Naphthol, Pyrogallol,

Chrysarobin und das Cignolin. Anthrarobin, ein Reduktionsprodukt des käuflichen Alizarins (mit Blaustich), des Ortho-Dioxyanthrachinons wirkt stark keratoplastisch und antiparasitär mit nicht ausgesprochener Tiefenwirkung, ohne zu reizen, und ist ungiftig. Der einzige Nachteil ist die starke Verfärbung. Es wird gut bei parasitären und subakuten Prozessen verwendet, 3—10%, selten als Salbe, meist als Lösung in Tinktura Benzoe.

Resorzin, das Metadioxybenzol, das bereits bei den keratoplastischen Mitteln erwähnt wurde, wirkt stark keratoplastisch und antiparasitär. Es wird, wie erwähnt wurde, in starker Verdünnung ($1/4$%) bei Entzündungen als eigenartiges Keratoplastikon mit adstringierendem Einschlage gegeben. In starker Konzentration (5—10—20%) führt es zu einer Desquamation der Haut in dicken Schwarten; es wird daher am meisten zur Abschälung der Haut verwendet. Es sei hier auf die gegensätzliche Wirkung der beiden reduzierenden Substanzen, des Resorzins und des Schwefels hingewiesen, die beide zu Schälkuren gebraucht werden, jenes auf Grund der starken Keratoplastik, die zur Abhebung der Hornschichte in zusammenhängenden Lamellen führt, dieser ebenso wie die Salizylsäure auf Grund der starken Keratolyse, die eine gründliche Erweichung und Abstoßung der obersten Decke bedingt. — Als Nachteil des Resorzins außer der Giftigkeit sei erwähnt, daß auf verletzter oder erweichter Haut blauschwarze Verfärbung erfolgt, die sich aber durch Zitronensaft entfernen läßt.

Teer wirkt stark keratoplastisch, stark antiparasitär und erstreckt seinen Einfluß in die Tiefe der Haut. Er wird als Holzteer, (Oleum fagi, Buchenteer, Oleum Rusci, Birkenteer, Oleum cadinum, Wachholderteer) und als Oleum lithantracis, Steinkohlenteer verwendet. Als stark reduzierendes Mittel ist er bei akuten Entzündungen auszuschließen und bleibt für chronische und parasitäre Prozesse reserviert. Den großen Vorteilen energischer Wirkung stehen als Nachteile die Reizwirkung auf die Haut und die Giftigkeit gegenüber. Bei zu starker Teeraufnahme durch die Haut tritt als erstes Zeichen olivengrüne-schwarzbraune Verfärbung des Harnes, dann Übelkeit, Erbrechen, Diarrhoen, kurz die Erscheinungen der Phenolvergiftung auf. Wegen der Intoxikationsgefahr wird Teer bei Kindern besser überhaupt nicht verwendet, um so mehr da uns ungiftige Mittel (z. B.

Naphtapräparate) zur Verfügung stehen und weil man bei der zarten kindlichen Haut der energischen Tiefenwirkung des Teeres nicht unbedingt bedarf. Dem Teere ähnlich wirkt das aus ihm dargestellte β-Naphthol, das Naphtalinhydroxyl, das den Vorteil der Farblosigkeit aufweist, aber ebenso giftig ist. Das Naphtalin mußte trotz seiner starken antiparasitären Eigenschaften aus der Medikation gestrichen werden, da sich bei lang dauerndem Gebrauche schwere Sehstörungen einstellten. Die farblosen Teerpräparate, wie der gereinigte Teer, das Anthrasol, zeigen keine so gute Keratoplastik wie der gewöhnliche Teer.

Stärker noch als Teer wirkt das Pyrogallol, das Acidum pyrogallicum, das Trioxybenzol und zwar besonders bei alkalischer Reaktion der Haut. Die sauer reagierende Kopfhaut wird weniger intensiv verfärbt als die übrige Körperhaut. Darauf beruht seine Verwendung als Haarfärbemittel. Man kann die Wirkung des Pyrogallols durch Zusatz basischer Substanzen steigern, indem man es in Zinkpaste gibt oder die Salbe mit Zinkpuder trocken streuen läßt. Die Dermatitis, die bei Pyrogallolanwendung oft auftritt, darf dementsprechend nicht mit Zinkpaste, Kalkwasser oder anderen basischen Substanzen behandelt werden, da diese die Wirkung des noch auf der Haut zurückgebliebenen Pyrogallols erhöhen. Man verwendet zur Abheilung am besten 1 %ige Ichthyolsalben. Infolge seiner Tiefenwirkung wird Pyrogallol leicht resorbiert, es bedingt Intoxikationen, wirkt als heftiges Blutgift methämoglobinbildend. Präventives Antidot intern verdünnte Salzsäure (Unna). Es wird besonders bei chronischen Entzündungen, bei Hyperkeratosen, weniger bei parasitären Prozessen verwendet. Es wird einfach auf die Haut aufgepinselt, da es als Verband stark ätzend wirkt, freilich ohne das gesunde Gewebe wesentlich anzugreifen (Lupusbehandlung). Um vieles schwächer, aber reizlos in der Wirkung und ungiftig ist das oxydierte Pyrogallol, das Pyraloxin (Unna). Ein anderes Derivat, das Pyrogalloltriazetat, das Lenigallol, entfaltet seine Wirksamkeit auf die Haut durch Abspaltung von Pyrogallol. Diese findet um so rascher statt, je mehr Sekretion vorhanden ist. Da das Lenigallol sich bei Zusatz von Zinkoxyd leichter abspaltet, wird es als Zinksalbe oder Paste gegeben. Es hat keine Tiefenwirkung und wird meist als Ätzmittel auf chronisch entzündeter Haut verwendet.

Die stärkste reduzierende Wirkung übt Chrysarobin sowohl inbezug auf Hornschichtbildung und Tiefenwirkung wie auch als antiparasitäres Mittel aus. Infolge seiner enormen Reduktionsfähigkeit darf es nur auf unverletzter Haut verwendet werden. Es verfärbt sie stark, ebenso alle Hornsubstanzen (Vorsicht auf Fingernägel!), während die kranke Haut entfärbt wird. Es muß stets in fest haftenden Vehikeln gegeben werden, besonders als wasserunlöslicher Firnis und Pflaster, weniger als Salbe, eher noch als Salbenstift, da es flüchtig ist und schwere Konjunktivitis hervorrufen kann. Es bedingt häufig Dermatitis, die im Gegensatze zu Pyrogallolentzündungen am besten unter Zinksalbe oder -paste oder unter Zinkleimverband abheilt. Auch ist eine Chrysarobinbehandlung nicht so wie eine Pyrogalloltherapie mit häufigen Bädern zu verbinden, da leicht Reizerscheinungen auftreten. Am besten gibt man Bäder erst, wenn unter Zinkmedikation das Chrysarobin von der Haut entfernt ist. Ich verwende, seit Galewsky[1]) und Unna[2]) das Cignolin, ein synthetisch gewonnenes Dioxyanthranol, eingeführt haben, fast nur mehr dieses, da es ähnlich wie Chrysarobin wirkt und weniger unangenehme Nebenerscheinungen bedingt. Beide Mittel werden bei chronischen Entzündungen und parasitären Prozessen angewendet, aber stets nur bei umschriebenen Stellen und in begrenzter Ausdehnung.

Schmerzstillende Methoden und Medikamente.

Es wurde bereits früher bei der medikamentösen Allgemeinbehandlung erwähnt, daß die Schmerzstillung auch durch Einwirkung auf die sensiblen Nervenendigungen der erkrankten Partie, also als örtliche Behandlung durch Anwendung schmerzstillender Mittel, zur Heilung verwendet werden kann.

Am längsten bekannt ist die gute Wirkung der Belladonna als Ung. Belladonnae bei Herpes zoster. Chloralhydrat (2—10% Salbenzusatz) wirkt sehr schwach, Kokain in derselben Konzentration nur bei verletzter Haut; letzteres bietet die Gefahr der Vergiftung, beide entfalten auch nur vorübergehende Wirkung. Deshalb zieht man das schwer lösliche An-

---

1) Galewsky, Dermat Wochenschr. 1916, Nr. 6, S. 113.
2) Unna, Dermat. Wochenschr. 1916. Nr. 6, S. 116 u. f.

ästhesin (5—10%), oder das Extractum opii (1—2%) vor, die ungiftig und reizlos sind. Alle als Salbenzusatz. Orthoform wirkt zwar gut schmerzstillend, hat aber schädlichen Einfluß auf das Gewebe und bietet die Gefahr der Methämoglobinurie.

Zu Umschlägen verwendet man 10%ige Lösungen von Opiumtinktur[1]) in destilliertem Wasser. Auch 1% Zusatz von Pantopon, das bekanntlich die gesamten Alkaloide des Opiums in leicht löslicher und absorbierbarer Form enthält, ist empfehlenswert. Im Überschusse angewendet wirkt auch Alkohol als Waschung oder Verband analgetisch.

Auch die gute Wirkung der Umschläge mit Radiumemanationen (Riehl)[2]), sind auf die durch sie bewirkte Schmerzstillung zurückzuführen und finden in der Wirkung des Radiums auf das Nervensystem eine Erklärung (Knaffl-Lenz). Man muß sich aber darüber klar sein, daß die Schmerzstillung als Heilfaktor nicht nur bei Anwendung anästhesierender Mittel mit direkter Einwirkung auf das Nervensystem, sondern auch bei verschiedenen Methoden und Medikamenten in Betracht kommt. Schmerzstillend wirken die Umschläge und Waschungen schon durch die Temperatur, die Abkühlung und Kälte, die Streupulver, indem sie den Saftstrom vermehren und dadurch das Gewebe entlasten, und die Firnisse, indem sie einen leichten Druck auf die Haut ausüben. Ebenso kann man allen adstringierenden Substanzen eine direkte Einwirkung auf die Nervenendigungen der Haut zusprechen; daß diese von manchen Ätzmitteln früher angegriffen werden als das übrige Gewebe, erklärt die schmerzstillende Wirkung z. B. der Karbolsäure.

Man wird meiner Erfahrung nach die Schmerzstillung besonders bei akuten Erscheinungen und starker Schmerzhaftigkeit mit Erfolg anwenden.

---

[1]) Luithlen, Wiener klin. Wochenschr. 1918, Nr. 2.
[2]) Riehl, Wiener klin. Wochenschr. 1917, Nr. 15, S. 458.

Wie setzen wir die Entzündungsbereitschaft der Haut herab?

Die Lebensvorgänge der Haut werden durch die anatomische und die biologische Disposition bestimmt, die Erscheinungen, die auf ihr zutage treten, werden durch das Zusammenwirken der beiden bedingt. Die Entzündungsbereitschaft des Gewebes beruht also auf seinen anatomischen Verhältnissen und auf den Stoffwechselvorgängen, die sich in ihm abspielen. Mit der anatomischen Disposition, der eigenartigen, dem Lebensalter entsprechenden Eigenschaft des Gewebes müssen wir uns abfinden und müssen sie als Voraussetzung für unser Eingreifen annehmen. Dagegen können wir die biologische Disposition beeinflussen, da wir wissen, daß die Reaktion des Gewebes von seiner chemischen Zusammensetzung abhängig ist, die durch den Stoffwechsel gebildet wird, und da es erwiesen ist, daß wir durch Ernährung und Medikamente auf die Tätigkeit des Gewebes einwirken können.

Da die Entzündungsbereitschaft der Haut auf dem Stoffwechsel im weitesten Sinne beruht, ist stets die ursächliche Behandlung der Grundkrankheit das wichtigste. Wir müssen daher jeden einzelnen Fall analysieren und zu erheben trachten, durch welche Veränderungen im Inneren des Organismus er hervorgerufen wird. Erst in zweiter Linie kommt es in Betracht, inwieweit wir ohne Rücksicht auf sie durch unser Eingreifen die Lebensvorgänge des Gewebes ändern können. Wir werden daher immer eine ätiologische Therapie einleiten, also untersuchen, ob Erkrankungen der inneren Organe, des Verdauungstraktes oder des Stoffwechsels vorliegen und auch den Verhältnissen der inneren Sekretion unsere Aufmerksamkeit zuwenden. Außer auf Bekämpfung der inneren Ursachen muß auch auf Hygiene Wert gelegt werden, sowohl in bezug auf Ernährung als auch auf äußere Pflege der Haut. Nur wenn diese Gesichtspunkte genügend beachtet werden, haben wir Aussicht, durch unsere Therapie Erfolge zu erzielen. —

Wir können die Entzündungsbereitschaft der Haut durch Ernährung und durch Arzneimittel herabsetzen. Die zweckdienlichste Nahrung ist die reichliche Zufuhr von Gemüsemineralstoffen, die Einleitung einer Diät, die nur aus Vegetabilien und aus ausgekochtem Rindfleische bei vollständiger Enthaltung von Kochsalz besteht. Der Salzgehalt der Gemüse wird dadurch erhalten, daß sie in wenig Wasser gekocht werden, dieses dann eingedampft und der dicke Saft der Speise wieder zugesetzt wird. In ähnlicher Weise wie diese Kost wirken auch Mineralwasserkuren, die zur Unterstützung der Ernährungsbehandlung herangezogen werden können. Im Anschlusse an die Verwendung der alkalischen Wasser weise ich darauf hin, daß wir die Exsudationsverhältnisse des Gewebes auch dadurch günstig beeinflussen können, daß wir dem Organismus Flüssigkeit entziehen; in dieser ·Hinsicht leisten uns in der Praxis die salinischen Abführmittel die besten Dienste.

Die Reihe der Medikamente, die wir zur Herabsetzung der Entzündungsbereitschaft der Haut verwenden, eröffnet der Kalk, der auch bei der Ernährung eine Rolle spielt. Er führt zu einer Abdichtung der Gefäße, entfaltet aber auch einen Teil seiner Wirkung auf dem Wege der Schmerzstillung[1]. Ähnliches gilt vom Atophan. Die Auswahl zwischen beiden Mitteln trifft man am besten in der Art, daß Atophan besonders für jene Fälle genommen wird, in denen man zugleich eine ätiologische Therapie einleiten will, also besonders bei Gichtikern. Daß man bei diesen manchmal Reizerscheinungen beobachtet, die auf einer stürmischen Harnsäureausscheidung beruhen, wurde bereits erwähnt. Kalk gibt man bei allen exsudativen Prozessen, bei denen er nicht mit Rücksicht auf die Verdauung kontraindiziert ist. Er hat von allen uns zur Verfügung stehenden Mitteln die deutlichste Wirkung auf die Durchlässigkeit der Gefäße und bietet auch den Vorteil, daß er als ungiftiges Präparat, das höchstens zu Stuhlverhaltungen führt, lange Zeit ohne Schaden genommen werden kann.

Chinin und seine Derivate wirken auch entzündungswidrig,

---

[1] S. Kapitel Schmerzstillung S. 16.

aber nicht in gleicher Weise wie Kalk durch Herabsetzung der Durchlässigkeit der Gefäße, sondern eher durch eine Zellwirkung in den Entzündungsherden. Da sie gute antibakterielle und analgetische Eigenschaften entwickeln, gibt man sie besonders bei infektiösen Prozessen. Ähnlich verwendet man die Salizylsäurepräparate, besonders als ätiologische Therapie, bei den Hautentzündungen, die den rheumatischen Erkrankungen nahestehen. Für die Herabsetzung der Entzündungsbereitschaft der Haut kommt bei Chinin und bei Salizyl, soweit nicht eine Beeinflussung der Grundkrankheit eintritt, die schmerzstillende Wirkung der beiden Mittel sehr in Betracht. Wir können die Schmerzstillung auch allein zur Erreichung unseres Zieles anwenden und zwar sowohl durch äußerlich auf die Haut gebrachte Mittel als auch durch innerlich gereichte, zentralanalgetisch wirkende Medikamente, wie z. B. das Pyramidon u. a. m.

Eine eigenartige Stellung nimmt das Ichthyol als interne Therapie ein, da wir bei ihm scheinbar eine direkt kontrahierende Einwirkung auf die Gefäße annehmen müssen, infolge der die Entzündungsbereitschaft der Haut verringert werden kann. Als ungiftiges Präparat, das außerdem auch noch eine gute Desinfektion des Verdauungstraktes zur Folge hat, verdient es die Aufmerksamkeit des Therapeuten.

Nur selten macht man von den gefäßverengenden Eigenschaften des Adrenalins Gebrauch. Es wird nicht nur Einpinselung einer $^1/_2 - 1^0/_{00}$igen Lösung empfohlen, sondern es wird auch die interne Darreichung (3 mal täglich 10 gtts der $1^0/_{00}$igen Lösung) gelobt. Ein Effekt dieser Anwendungsarten ist nicht sehr wahrscheinlich. Aber auch bei subkutaner Injektion (0,1 bis 0,3 mg.) ist die Wirkung auf die Gefäße eine rasch vorübergehende, so daß die Verwendung des Adrenalins behufs Herabsetzung der Entzündungsbereitschaft sich nicht einbürgern konnte.

Wichtig zur Erreichung dieses Zieles sind aber die einfachen Methoden der Kolloidtherapie, der Aderlaß und die parenterale Zufuhr kolloidaler Komplexe. Wir wissen, daß sie alle eine Wirkung auf die Gefäße ausüben, indem sie deren Durchlässigkeit vermindern, und daß dieser Erfolg nicht rasch schwindet. Da sowohl die Blutentnahme als auch die Injektion von artfremdem, artgleichem und eigenem Serum und anderer kolloidaler Komplexe, auch ohne spezifische Substanzen zu enthalten, die Entzündungsbereitschaft der Haut gut herabsetzen, ist diese Behandlungsweise sehr zu empfehlen. Man kann sie auch mit intern gereichten Medikamenten kombinieren, wodurch eine wesentliche Steigerung der Wirkungen erreicht wird. Dabei ist noch zu beachten, daß diese Methoden auf den Gesamtstoffwechsel einschließlich der inneren Sekretion Einfluß haben, so daß durch sie in vielen Fällen zugleich eine ätiologische Therapie eingeleitet wird.

Zum Schlusse sei erwähnt, daß die hypertonischen Lösungen, die zuerst von Gaertner als Salzlösungen in die Therapie eingeführt wurden, die Exsudationsverhältnisse des Gewebes in manchen Fällen günstig beeinflussen, da sie ihm besonders bei intravenöser Injektion Flüssigkeit entziehen. —

Es stehen uns also eine Reihe von Methoden und Medikamenten zu Verfügung, um die Entzündungsbereitschaft der Haut zu verringern. Bei der Auswahl unter ihnen soll man sich von der Überlegung leiten lassen, welche von ihnen nicht nur örtliche Wirkungen auf die Gefäße und das Gewebe ausüben, sondern auch imstande sind, auf die Grundkrankheit einzuwirken, die zur abnormen Reaktion der Haut führte.

Wie erreichen wir vermehrte Durchblutung der Haut?

Man könnte den Einwand erheben: Gibt es überhaupt Fälle, in denen wir dies anstreben? Er erscheint auf den ersten Blick nicht ganz unberechtigt, denn wir versuchen mit unseren therapeutischen Eingriffen fast immer nur Entzündungen zu beeinflussen und kümmern uns um die anderen Lebensverhältnisse des Gewebes herzlich wenig. Dies gilt in besonderem Maße für die Blutversorgung der Haut. Dabei ist sie für den Gesamtorganismus von hervorragender Bedeutung, da durch sie zum großen Teile die Aufgaben gelöst werden, die von dem Organe für den übrigen Körper geleistet werden müssen. Außerdem kommt die Durchblutung des Gewebes bei manchen Krankheitserscheinungen in Betracht, die entweder auf ihren Mängeln beruhen oder durch ihre Verstärkung günstig beeinflußt werden können.

Die Haut hat für den Allgemeinorganismus folgende Aufgaben zu lösen: sie muß die äußere Schutzdecke bilden, sie muß die Wärmeregulierung besorgen und auch einen Teil der Atmung übernehmen, vielleicht einen größeren, als man allgemeinhin annimmt. Außerdem stellt sie wahrscheinlich auch ein Organ mit eigener, innerer Sekretion dar.

Die von außen eindringenden Krankheitserreger kann die Haut zum großen Teile durch ihre oberste Decke abhalten, gegen die in sie eingedrungenen muß sie den Kampf aufnehmen. Dies kann sie nur, wenn die Durchblutung eine genügende ist; eine Verstärkung dieser wird die Vorgänge sehr unterstützen, die das Gewebe als Abwehrbewegung selbst einleitet. Wir sehen häufig, daß die Infektionskrankheiten, die akuten Exantheme, Masern, Scharlach u. a., wie auch die Syphilis dann ohne Komplikationen, ohne Befallenwerden der inneren Organe verlaufen, wenn die Erscheinungen der Krankheit auf der Haut besonders ausgesprochen sind. Weisen diese Beoachtungen, in denen Volksmedizin und neueste wissenschaftliche Forschung

in seltener Eintracht übereinstimmen, nicht darauf hin, daß
eben dadurch, daß stürmische Abwehrvorgänge in der Haut sich
abspielen, der Körper vielfach vor Schaden bewahrt wird? Die
Annahme ist nicht von der Hand zu weisen, daß in diesen
Fällen besonders zahlreiche Krankheitserreger in der Haut zer-
stört werden. Wir können durch eine Erhöhung der Durchblutung der Haut ihre Schutzfunktion, die zuerst Br. Bloch
nachdrücklich hervorgehoben hat, wesentlich verstärken. Das
Volk behauptet bei Infektionskrankheiten durch reizend wirkende Einreibungen mit Speck, Terpentin, Senföl und derglei-
chen gute Erfolge zu erreichen; es hat vielleicht nicht so unrecht.
Wir werden gut daran tun, bei manchen Krankheiten durch
Erregung einer Dermatitis die Lebensvorgänge des Gewebes zu
steigern; wir wissen ja durch die Arbeiten von Bier, daß Hyperämie heilend wirkt. Es ist möglich, daß z. B. bei Syphilis
die Erzeugung eines Affluxus zur Haut eben so günstig wirkt,
wie dies nach unseren neuen Erfahrungen die Erhöhung der
Körpertemperatur tut; es ist nicht ausgeschlossen, daß die Vorteile der leider aus äußeren Gründen der Reinlichheit und Be-
quemlichkeit aufgegebenen Einreibungskuren nicht so sehr darin
bestehen, daß die in der Haut eingelagerten Spirochäten inniger
mit dem Quecksilber in Berührung kommen, sondern daß eine
besondere Funktion des Gewebes in Kraft tritt. Wir dürfen
meiner Ansicht nach annehmen, daß wir durch Erhöhung der
Durchblutung die Haut in ihrer Bestimmung als Schutz- und
Immunitätsorgan unterstützen. Dasselbe gilt für ihre Tätigkeit
bei der Wärmeregulierung des Körpers und bei der Atmung.

Daß die Haut ein Organ mit innerer Sekretion darstellt, ist
zwar noch immer eine Hypothese, für die aber manche Beobachtungen sprechen. Schon 1902 nahm Kreidl[1]) an, daß
die schädlichen Wirkungen, die nach Verbrennungen und Firnissen
größerer Hautpartien auftreten, vielleicht darauf zurückzuführen
sind, daß sich im Gesamtstoffwechsel das Fehlen des Stoffwechsels dieser Hautpartien bemerkbar macht und stellte damit die
Frage, ob die Haut eine »innere Sekretion« besitze, zur Dis-
kussion. Dabei kann man sich vorstellen, daß die lebende Haut

---

[1]) A. Kreidl, Physiologie der Haut, Handbuch der Hautkrankheiten von Mraček. Bd. I, S. 183. Verlag Hölder, Wien.

entweder die Aufgabe hat, gewisse Stoffe für den Gesamtstoffwechsel zu liefern oder durch ihre Produkte giftige Stoffwechsel-
produkte zu paralysieren, Die Fernwirkung, die bei natürlicher
und künstlicher Belichtung der Haut auf entlegene Krankheits-
herde (z. B. bei Tuberkulose) und auf den Gesamtstoffwechsel
eintritt, weist jedenfalls auf einen Einfluß hin, den die Zelltätigkeit ihres Gewebes auf die Lebensvorgänge des übrigen Körpers ausübt.

Die Durchblutung der Haut ist aber nicht nur für die Aufgaben wichtig, die sie für den Gesamtorganismus leisten muß,
sondern kommt auch bei manchen Hautkrankheiten in Betracht,
bei denen Mängel in der Zirkulation bestehen, sowie weiterhin
bei chronischen Entzündungen und besonders bei torpiden Prozessen, bei denen erst durch eine Verstärkung der Zirkulation
die Heilungsvorgänge in die richtigen Wege geleitet werden
können.

Wir müssen uns also darüber klar sein, daß nur eine gut
durchblutete Haut ihre Aufgaben voll erfüllen kann, daß nicht
nur manche Krankheitserscheinungen auf Fehlern des Blutum-
laufes beruhen, sondern daß wir auch imstande sind, durch Erhöhung der Durchblutung der Haut ihre Funktionen zu steigern und fördernd auf die Abheilung mancher Krankheitserscheinungen einzuwirken.

Wir erreichen eine vermehrte Durchblutung der Haut durch
alle äußerlich angewendeten Methoden und Mittel, die einen
Reiz auf sie ausüben und durch einige intern gereichte Medikamente.

Am meisten bekannt sind die Wirkungen des Lichtes auf
die Haut, sowohl des natürlichen in Form der Sonnenbäder, der
Freiluft- und Lichtkuren usw., als auch der therapeutischen
Anwendungen des künstlichen Lichtes, der Höhensonne, der
Quarzlampe u. a.

Allgemein verbreitet sind auch die hydrotherapeutischen
Prozeduren. Bei den Kohlensäurebädern nimmt man an, daß
die Erweiterung der Kapillaren auf eine Reizung der Hautnerven durch das Kohlendioxyd entweder auf chemischem (Gold-
scheider) oder physikalisch-thermischem Wege (Senator und

Frankenhäuser) erfolgt. Bei den salzhaltigen Bädern wird eine Reizung außer durch die Temperatur besonders durch die auf der Haut zurückbleibenden Salze ausgeübt. Wir verwenden als Reizmittel weiterhin Abreibungen mit verdünntem Alkohol, Branntwein, Chloroform, Essig, Terpentinöl, Senföl, Kampfer und Ameisenspiritus. Viel gebraucht werden zu Waschungen und Bädern die Alkalien, die Pottasche (Kalium carbonicum) und die Soda (Natrium carbonicum), ebenso die alkalihaltigen Seifen, die alle den keratolytischen Medikamenten angehören. Ein gutes Hautreizmittel sind auch die Schwefelalkalien. Es ist möglich, daß die gute Wirkung der Schwefelbäder auf eine Erhöhung der Lebenstätigkeit der Haut zurückgeführt werden muß. Für umschriebene Stellen eignet sich als Reizmittel besonders das Jod, das man als alkoholische Lösung in der Konzentration abstufen kann und das auch eine gute Tiefenwirkung entfaltet.

Von intern gereichten Mitteln führen nur wenige zu einer vermehrten Durchblutung der Haut; es kommen nur Schwefel, Jod und Arsen in Betracht. Der peroral gegebene Schwefel wird im Darm reduziert, wodurch Schwefelwasserstoff entsteht, der zum Teile resorbiert und durch die Lungen, die Schleimhäute und die Haut ausgeschieden wird, wobei das Gewebe hyperämisiert wird. In ähnlicher Weise wirken die Jodverbindungen, bei deren Zufuhr zum Organismus Jod in der Haut und den Schleimhäuten abgespalten wird. Auch Arsen führt, wie meine Tierversuche ergeben haben, zu einer vermehrten Durchblutung der Haut.

Wir sehen, daß diese drei Mittel, die sowohl in der Volksmedizin wie in der wissenschaftlichen Heilkunde seit ungezählten Jahren erprobt sind, die wir bei den verschiedensten Krankheiten anwenden und über deren Wirkung und Erfolge wir uns oft keine sichere Rechenschaft ablegen können, alle drei die Durchblutung der Haut und damit ihre Lebensvorgänge erhöhen. Es ist nicht ausgeschlossen, daß ihre oft scheinbar unerklärlichen Einflüsse auf den Stoffwechsel des Organismus darauf zurückzuführen sind, daß sie die Tätigkeit der Haut als Immunitätsorgan und als selbständiges Gebilde mit innerer Sekretion steigern.

Anhang.

Die akute Entzündung der Haut.

Als akute Entzündung ist nur jene zu betrachten, die auf
einer bis dahin vollständig normalen Haut entsteht. Auch die
stürmischsten Erscheinungen, die auf einem bereits durch vor-
hergegangene Erkrankung veränderten Boden auftreten, sind der
chronischen Entzündung zuzurechnen. Diese Einteilung ist in
praktischer Hinsicht wichtig, da die bereits einmal erkrankte
Haut sich in ihren anatomischen und biologischen Verhältnissen
anders verhält als die bis dahin gesunde, weil in ihr Reste des
alten Prozesses, Neubildung von Gefäßen und Gewebe usw. vorhanden sein können.

Die Bekämpfung der akuten Entzündung setzt sich aus verschiedenen Eingriffen zusammen. Am wichtigsten ist die ätiologische Therapie, die in dem Fernhalten aller äußeren Schädlichkeiten und der Beseitigung der inneren Ursachen besteht,
die bewirkt haben, daß die Haut auf die Reize hin mit Entzündung geantwortet hat. Wir müssen also für richtige Pflege
der Haut sorgen, die Ernährung regeln, eine entsprechende Allgemeinbehandlung einleiten und überhaupt trachten, die Entzündungsbereitschaft des Gewebes herabzusetzen.

Die externe Therapie muß bei allen akuten Entzündungen
eine möglichst indifferente sein. Sehr viel Schaden wird durch
Übereifer des Therapeuten angerichtet: er muß sich außerdem
stets vor Augen halten, daß zuerst die Methode und dann erst
die Medikamente in Betracht kommen.

Man kann die äußerliche Behandlung in bezug auf die Anwendungsweise schematisiert in folgender Weise darstellen. Die
mit + bezeichneten Methoden sind in dem betreffenden Falle
angezeigt, die mit — vermerkten sind zu vermeiden. Bei der
Angabe ± soll darauf hingewiesen werden, daß die Behand-

lungsart auch Nachteile bietet und daher nur fallweise heranzuziehen ist.

	Rötung	Rötung und Schwellung	Bläschen und Blasenbildung	Nässen	Krusten und Borken	Abschuppung bei Abheilung
Waschungen, Bäder, Umschläge	+	+	+	+	+	+
Streupulver	+	±	—	—	—	±
Firnisse, Tinkturen, Schüttelmixturen .	+	±	—	—	—	±
Salben	—	—	—	—	+	+
Pasten	±	—	—	—	±	+
Pflaster	—	—	—	—	—	—

Streupulver sind, wenn Blasenbildung und ihre Folgen vorhanden sind, nur bei Kombustio und bei Herpes zoster indiziert; bei den anderen Prozessen führen sie zur Zurückhaltung
der Sekrete und damit zu einer Steigerung der Entzündung. Von
Firnissen dürfen überhaupt nur wasserlösliche gegeben werden.

Als Medikamente sind alle schmerzstillenden, entzündungswidrigen und leicht adstringierenden Mittel am Platze; die kräftig reduzierenden sind dagegen bei allen Formen der akuten
Entzündung zu vermeiden. Man verwendet außer Schmerzstillung die Adstringentien, weiterhin besonders die Borsäure, das
Ichthyol und seine Verwandten, das Resorzin und die Salizylsäure,
da man sowohl Keratoplastik als auch Keratolyse anwenden
kann. Bei der Wahl zwischen diesen muß man sich von der
Erwägung leiten lassen, daß bei starker Exsudation in das Gewebe, bei Blasenbildung und bei Nässen die Entstehung einer
kräftigen Hornschichte die Entzündung steigert, da durch sie die
exsudierte Flüssigkeit in der Haut zurückgehalten wird. In
diesem Falle sind ebenso wie bei der Auflagerung sekundärer
Krankheitsprodukte die erweichenden, keratolytischen Medikamente den keratoplastischen vorzuziehen, da sie den Abfluß der
Sekrete begünstigen.

Die chronische Entzündung der Haut.

Als chronische Entzündung ist ohne Rücksicht auf die Akuität des Prozesses jene zu betrachten, die auf einer bereits früher erkrankten Haut auftritt.

Wir werden auch bei ihr eine ätiologische Therapie einleiten, alle äußeren und inneren Schädlichkeiten zu beseitigen trachten, für richtige Pflege der Haut sorgen, die Ernährung regeln und eine entsprechende Allgemeinbehandlung beginnen. Wir müssen aber dabei den eigenartigen Verhältnissen des Gewebes Rechnung tragen. Wir werden nicht daran denken können, die Entzündungsbereitschaft in gleicher Weise wie bei der akuten Dermatitis herabzusetzen, da nicht einfach eine vermehrte Durchlässigkeit der Gefäße besteht und da mit deren »Abdichtung« wenig erreicht ist. Kalk, Atophan, Ichthyol und Adrenalin, die eine Gefäßwirkung haben, helfen bei der Exsudation in chronisch erkrankter Haut nichts. Die interne Therapie ist in dieser Beziehung ziemlich ohnmächtig, sie kann aber in anderer Richtung erfolgreich eingreifen. Man wird sie nicht nur als ursächliche Behandlung anwenden, sondern auch trachten, durch sie auf das Gewebe einzuwirken, um die Rückbildung der in ihm enthaltenen alten Entzündungsherde zu fördern, von denen aus häufig die Rezidive ausgehen. Wir können durch unser Eingreifen eine »Umstimmung« der Haut herbeiführen und durch eine vermehrte Durchblutung die Resorptionsverhältnisse in ihr anregen und steigern. Wir wissen, daß wir bei verschiedenen Methoden der Kolloidtherapie den Stoffwechsel in weitgehender Weise beeinflussen, die Abheilung torpider Prozesse beschleunigen können, und daß es uns durch unser Vorgehen gelingen kann, die Wirkung mancher Mittel zu steigern. Es stehen uns weiterhin die Methoden der Organtherapie und schließlich auch einige Medikamente, wie Schwefel, Jod und Arsen zur Verfügung. Wir sind also imstande, nicht nur auf die Grundkrankheiten einzuwirken, sondern auch auf das Gewebe selbst Einfluß zu üben. Trotz der Erfolge, die wir auf diesem Wege erreichen können, spielt bei der chronischen Hautentzündung die externe Therapie noch die Hauptrolle, da wir in der Kenntnis der äußerlich angewendeten Mittel viel weiter vorgeschritten sind als in bezug auf die interne Medikation.

Die äußerliche Behandlung der chronischen Hautentzündung unterscheidet sich in Methoden und Medikamenten wesentlich von der Therapie der akuten Dermatitis. Wir wollen auch ein anderes Ziel erreichen, denn wir streben nicht darnach, eine akute Exsudation aus den Gefäßen herabzusetzen, sondern tiefliegende Zellherde zur Rückbildung und Aufsaugung zu bringen; wir werden daher keinen Wert auf die Anregung der Hornschichtbildung legen, sondern es schon durch die Anwendungsweise den Mitteln erleichtern, eine Tiefenwirkung auszuüben.

Die Methoden, die wir bei der chronischen Hautentzündung anwenden, sind im folgenden in gleicher Weise wie im vorhergehenden Absatze zusammengestellt.

	Rötung	Rötung und Schwellung	Bläschen und Blasen	Nässen	Krusten und Borken	Schuppenbildung	ohne Auflagerung
Waschungen, Bäder, Umschläge. . . .	+	+	+	+	+	+	+
Streupulver	—	—	—	—	—	—	—
Firnisse, Tinkturen, Schüttelmixturen .	—	—	—	—	—	±	+
Salben	+	+	+	+	+	+	+
Pasten	+	+	—	—	—	±	+
Pflaster	—	—	—	—	—	+	+

Als Medikamente kommen mehr als die entzündungswidrigen und adstringierenden Medikamente jene in Betracht, die eine Tiefenwirkung haben, also die sogenannten reduzierenden Mittel. Die Auswahl unter ihnen trifft man in der Art, daß man bei ausgesprochenen Entzündungserscheinungen die schwach reduzierenden nimmt und daß man um so stärker reduzierende Substanzen anwendet, je torpider der Hautprozeß verläuft.

Die Blutungen.

Blutergüsse in die Haut treten zwar scheinbar selbständig, in Wirklichkeit aber meist als Teilerscheinungen von Allgemeinerkrankungen auf. Wir kennen kein einheitliches Vorgehen gegen sie, da wir sie nur als klinische Bilder werten müssen. Auch stützt sich nur ein Teil der Eingriffe, die wir vornehmen, auf wissenschaftliche Grundlagen, die anderen beruhen auf der Erfahrung.

Bei den Blutungen, bei denen wir eine rheumatische Grundlage annehmen, werden wir intern Salizylpräparate geben, bei manchen Infektionen von Urotropin und Chinin Erfolge erwarten. In vielen Fällen aber, besonders bei den septischen Prozessen kommt bei der Schwere der Allgemeinsymptome ein Vorgehen gegen die Hämorrhagien gar nicht in Betracht.

Man hatte schon früher die Erfahrung gemacht, daß der Mangel an grünen Gemüsen an dem Auftreten mancher Erkrankungen Schuld ist, und hatte bemerkt, daß der Genuß von Orangen, Zitronen und Tomaten sie hintanzuhalten vermag. Jetzt wissen wir, daß wir diese Krankheitsbilder als Avitaminosen aufzufassen haben, daß sie auf dem Fehlen eines Vitamins oder einer Vitamingruppe in der Nahrung beruhen.

Das Volk glaubt seit langer Zeit, daß der reichliche Genuß von Zitronensaft, aber auch von sauren Speisen die Neigung zu Blutungen herabsetzt. Die ältere Medizin nahm hiervon Notiz und verordnete gern die Mixtura acidi Halleri (15 Teile Schwefelsäure in 150 Teilen Alkohol, mit Wasser verdünnt, m. m. täglich 10 Tropfen, 1,0—5,0 g pro die). Es ist möglich, daß in manchen Fällen eine vermehrte Säurezufuhr, eine durch sie hervorgerufene leichte Säurevergiftung die Neigung zu Blutaustritten herabsetzt. Hierfür sprechen meine Tierversuche, die darauf hinweisen, daß bei der Steigerung der Exsudation aus den Gefäßen der Durchtritt der korpuskulären Elemente erschwert wird. Ob die Wirkung der Arnika, von der auch bei innerlicher [1]) Gabe (Extrakt. floris Arnicae 0,1 pro die in Pillen) gute Erfolge berichtet werden (Unna), in dieses Gebiet gehört oder in welcher Weise sie sonst zustande kommt, wissen wir nicht.

Wir versuchen weiterhin die Neigung zu Blutungen auf zwei Wegen zu bekämpfen, indem wir entweder die Gefäße zu starker Kontraktion bringen oder die Gerinnung des Blutes zu erhöhen

---

[1]) Arnika ist in Form von Umschlägen mit der verdünnten Tinktur ein Volksmittel bei Blutungen.

trachten. Das erste Ziel erreichen wir durch Ergotin und Adrenalin, das zweite durch Kalk und Gelatine. Eine Vereinigung beider Wirkungsfolgen weisen kolloidtherapeutische Eingriffe auf, da kolloidale Substanzen bei parenteraler Zufuhr die Durchlässigkeit der Gefäße herabsetzen und die meisten von ihnen auch eine Änderung der Blutgerinnung herbeiführen. Man kann mit jeder von diesen Methoden gute Erfolge beobachten. Ergotin und Adrenalin wirken bei Blutungen in der Haut nicht so gut wie bei anderen Organen. Kalk ist zur raschen Blutstillung kaum, höchstens als intravenöse Injektion zu verwenden, dagegen ist er für längeren innerlichen Gebrauch das beste und ganz unschädliche, wenn auch nicht für alle Fälle angezeigte Mittel. Gelatine bietet bei der Einspritzung gewisse Gefahren, sie wirkt bei interner Darreichung, wenn sie überhaupt einen Erfolg zeitigt, jedenfalls nicht rasch. Am schnellsten erreicht man meiner Erfahrung nach Stillung von Gewebsblutungen durch intravenöse Injektion von einigen ccm artfremden Serums (Pferdeserum). Das artgleiche Serum, das Eigenserum usw. wirken nicht so stark. Dabei bietet die Kolloidtherapie gegenüber anderen Methoden auch den Vorteil, daß durch sie in vielen Fällen zugleich ein Einfluß auf die Grundkrankheit genommen werden kann.

Bei der Wahl zwischen den einzelnen Behandlungen, der Ernährungstherapie, der Zufuhr von Medikamenten und den kolloidtherapeutischen Eingriffen wird man sich stets für jene entscheiden, die uns die Gewähr bietet, nicht nur die Blutungen zu vermindern oder zu verhindern, sondern zugleich als ätiologische Therapie zu wirken.

Die Eiterungen und parasitären Hauterkrankungen.

Bei den Eiterungen und den parasitären Hauterkrankungen muß man beachten, ob die Krankheitserreger nur auf der Oberfläche der Haut leben oder ob sie in das Gewebe eingedrungen sind. Darnach kann man zwei Stadien der Krankheit unterscheiden, da die Keime sich in den meisten Fällen zuerst in den obersten Schichten ansiedeln und erst später in die Tiefe wandern. Die Einteilung kann zwar nicht bei allen hierhergehörenden Affektionen in Anwendung gebracht werden, da manche nicht auf die tiefen Schichten übergreifen (z. B. Pityriasis versicolor); sie ist aber trotzdem wichtig, da sie uns als Leitfaden für die Behandlung gute Dienste leistet.

Obwohl wir auch bei diesen Dermatosen eine anatomische und biologische Disposition kennen, da ihr Auftreten und Verlauf von den anatomischen Verhältnissen der Haut und vom Lebensalter des Individuums wie auch von dessen Allgemeinzustande abhängen, spielt die interne Therapie nur bei wenigen eine Rolle.

Das Ziel der externen Therapie ist bei allen Eiterungen und parasitären Erkrankungen in allererster Linie die Entfernung der Krankheitserreger; die Abtötung kommt erst nach ihr in Betracht. Daher müssen wir bei allen diesen Affektionen stets Hornschicht erweichend einwirken und dürfen nichts anwenden, was zu ihrer Verstärkung beiträgt. Nach diesem Grundsatze muß sich die Wahl der Methoden und Medikamente richten.

Bei ausgebreiteten parasitären Erkrankungen (z. B. Skabies) gibt man als Beginn der Therapie Bäder mit Seifenabwaschungen oder mit medikamentösen Zusätzen. Bei umschriebenen Herden (z. B. Impetigo, Follikulitis) wird man Umschläge anordnen, wenn die Entzündung sehr stark ist und man nicht zur Salbenbehandlung greifen will. Bei den Formen, bei denen man durch Erweichung der Haut, durch Bäder oder Umschläge eine Ausbreitung der Erkrankung befürchtet (z. B. oberflächliche Trichophytie) wird man gleich Salben anwenden.

Welche Medikamente stehen uns dabei zur Verfügung? Gut keratolytisch wirken die Salizylsäure (als 1—5%iger Salbenzusatz), die Pottasche und die Soda (Badezusatz und 5—15% in Salben), die Seifen, besonders die Schmierseife, Sapo viridis (in Substanz oder als Salbenzusatz) und schließlich die Schwefelalkalien (als Badezusatz) wie auch der Schwefel in starker Konzentration (5—30%). Die erweichende Wirkung dieser Mittel kann in Salben durch die mechanisch wirkende Creta alba (10—20%) gesteigert werden. Mit diesen Medikamenten kann man eigentlich bei allen oberflächlichen parasitären Erkrankungen das Auslangen finden, wenn man sie nur richtig kombiniert und anwendet. Freilich können wir noch rascher vorwärts kommen, wenn wir bei einer richtigen Methode nicht nur keratolytische

Mittel nehmen, sondern auch gegen die Krankheitserreger einwirken. Mehr als die eigentlichen Antiparasitika (z. B. Balsamum Peruvianum, Styrax u. a.) kommen die reduzierenden Mittel in Betracht, die durch Sauerstoffentziehung den Boden verändern. Eine Mittelstellung nehmen die Quecksilbersalze (Hydrargyrum praecipitatum album, Hydrargyrum oxydatum flavum) ein, bei denen die antiparasitäre Eigenschaft besonders hervortritt. Wir verwenden sonst nur die kräftig reduzierenden Mittel, das Anthrarobin, Resorzin, Teer, Naphthol, Pyrogallol, Chrysarobin und das Cignolin. Diese Mittel sind angezeigt, obwohl sie Keratoplastika sind, da diese Eigenschaft durch die anderen Wirkungen übertönt wird, und weil sie durch die Art der Anwendung als Salbe oder durch den Zusatz keratolytischer Medikamente (Salizylsäure, Pottasche, Soda, Seifen, Schwefel) wettgemacht und aufgehoben wird. Die ganz besonders stark reduzierenden Mittel kann man sogar als Tinkturen geben, ohne Schaden anzurichten. Dies gilt aber nur für Chrysarobin und Cignolin. Bei den anderen, z. B. Anthrarobin, das nicht so stark wirkt, führt die Bildung einer oberflächlichen Decke oft dazu, daß die Mikroorganismen nicht abgetötet werden, unter ihr weiterwuchern und in die Tiefe der Haut einwandern. Hier sei kurz der Jodtinktur gedacht, die bei allen Eiterungen und parasitären Erkrankungen gern verwendet wird. Als Desinfektionsmittel der Haut ist sie sehr wertvoll, bei den hier besprochenen Erkrankungen führt sie aber durch Schorfbildung sehr oft dazu, daß oberflächliche Erkrankungen sich in tiefe umwandeln. Besonders gilt dies meiner Erfahrung nach für die Trichophytien.

Sind die Krankheitserreger bereits in die Tiefe der Haut eingedrungen, so wird unser Vorgehen einige Erweiterungen erfahren müssen. Wir werden auch dann hauptsächlich darauf hinarbeiten, die Mikroorganismen aus dem Gewebe zu entfernen. Wir geben besser als Salben erweichende Umschläge, deren Tiefenwirkung wir durch Anlegung als Dunstverband steigern und ziehen auch den Einfluß der Hitze heran. Wir entfernen, wenn behaarte Partien befallen sind, die Haare, an denen die Keime vielfach sitzen, entweder mechanisch oder wir greifen zur Röntgenbehandlung, bei der nicht nur eine Epilation, sondern auch eine kombinierte Wirkung auf das Gewebe und die Erreger stattzufinden scheint. Bei dem zweiten Stadium dieser Krank heiten ist aber in vielen Fällen nur durch eine Allgemeinbehandlung ein Erfolg zu erwarten, für die wir in der Ernährung, in der Medikation und in einigen anderen Eingriffen gute Behelfe haben.

Bei den tiefen Eiterungen der Haut, bei der Furunkulose, werden wir jeden Fall analysieren und eine ätiologische Therapie einzuleiten trachten. Wir werden erheben, ob Stoffwechselanomalien (Gicht, harnsaure Diathese, Diabetes, Autointoxikationen) bestehen und wir werden uns um den Zustand des Verdauungstraktes kümmern. Wir werden also die Diät regeln und medikamentös eingreifen, Hierbei leisten uns manche Medikamente wie Hefe, Schwefel, Ichthyol, Arsen und Jod gute Dienste, besonders da wir durch sie zum Teile die Reaktion der Haut ändern und sie in ihrem Kampfe gegen die Mikroorganismen unterstützen können. In jenen Fällen, in denen wir keine Grundkrankheit nachweisen und zur Annahme gezwungen werden, daß der Organismus aus irgend welchen uns unbekannten Gründen nicht imstande ist, genügend kräftige Abwehrvorgänge gegen die Infektion einzuleiten, werden wir trachten, die Bildung von Reaktionsprodukten anzuregen. Wir können dies durch einige kolloidtherapeutische Eingriffe und zwar besonders durch die Vakzinetherapie erreichen.

Bei den tiefen Pilzerkrankungen stehen uns außer einigen Arten der Kolloidtherapie noch spezifische Präparate zur Verfügung. Wir wissen seit den Untersuchungen von Bloch, daß intrakutane Impfungen der Haut mit Pilzaufschwemmungen infolge eigenartiger Reaktion des Gewebes diese Krankheiten besonders günstig beeinflussen. Durch Kombination dieser Behandlung mit Kolloidtherapie wird ihre Wirkung gesteigert.

Wir werden aber trotz der großen Fortschritte, die wir in den letzten Jahren auf diesem Gebiete gemacht haben, auch über diesen neuen, aussichtsreichen Methoden die altbewährten Behandlungen nicht vernachlässigen.

Die Hauterscheinungen der Pellagra von Dr. **Ludwig Merk,**
a. o. Professor für Dermatologie und Syphilis an der Universität Innsbruck.
Mit 7 Abbildungen im Texte und 21 Tafeln. Aus den Erträgnissen de.
Legates Wedl subventioniert von der Akademie der Wissenschaften Wiens
1915. Deutsche, franz. und ital. Ausgabe.   Preis M. 16.—, geb. M. 18.—

Die Tuberkulose der Haut. Von Dr. med. F. Lewandowsky, Hamburg. Mit 115 zum Teil farbigen Textabbildungen und 12 farbigen Tafeln.
(Aus »Enzyklopädie der klinischen Medizin«. Spezieller Teil.)
1916.   Preis M. 22.—

Dermatologische Diagnostik. Anleitung zur klinischen Untersuchung
der Hautkrankheiten. Von Professor Dr. **L. Philippson,** Direktor der
Klinik für Hautkrankheiten und Syphilis an der Universität Palermo. Übersetzt von Dr. **Fritz Juliusberg.** 1910.   Preis M. 2.80

Dermatologische Propädeutik. Die entzündlichen Erscheinungen der
Haut im Lichte der modernen Pathologie. Von Professor Dr. **S. Róna,**
Vorstand der Abteilung für Hautkrankheiten des St. Stephanspitals in
Budapest.   Sieben Vorlesungen für Ärzte und Studierende. 1909.
                                                              Preis M. 3.60

Kosmetik. Ein Leitfaden für praktische Ärzte. Von Dr. **Edmund Saalfeld,** Sanitätsrat in Berlin. Fünfte, verbesserte Auflage. Mit 17 Textfiguren. 1920.   Preis M. 16.—

Lehrbuch der Diathermie für Ärzte und Studierende. Von Dr. **Franz
Nagelschmidt** in Berlin. Zweite, durchgesehene Auflage. Mit 155 Textabbildungen. 1921.   Preis M. 56.—, gebunden M. 64.—

Die Diathermie. Von Dr. **Josef Kowarschik,** Vorstand des Instituts
für physikalische Therapie am Kaiser-Jubiläums-Spital der Stadt Wien.
Zweite, verbesserte und vermehrte Auflage. Mit 63 Textfiguren. 1914.
                                                              Preis M. 5.60

Elektrotherapie. Ein Lehrbuch. Von Dr. **Josef Kowarschik,** Primararzt
und Vorstand des Instituts für physikalische Therapie am Kaiser-Jubiläums-Spital der Stadt Wien. Mit 255 Abbildungen und 5 Tafeln. 1920.
                                        Preis M. 40.—, gebunden M. 46.80